# ICD-11 Klassifikation 06: Psychische Störungen

# ICD-11 Klassifikation 06: Psychische Störungen

ÜBERSICHTEN & ERLÄUTERUNGEN ZUR DEUTSCHEN FASSUNG

ICD-11 KLASSIFIKATION
BUCH SECHS

SYBILLE DISSE

# Inhalt


Prolog 1

Kapitel 1 5
*Neuronale Entwicklungsstörungen*

Störungen der Intelligenzentwicklung 7
*unterdurchschnittliche intellektuelle Leistungen*

Störungen der Sprech- oder Sprachentwicklung 10
*Schwierigkeiten beim Verstehen oder Produzieren von Sprache und Sprechen*

Autismus-Spektrum-Störung 17
*Defizite in sozialer Interaktion und Kommunikation*

Lernentwicklungsstörung 21
*Defizite beim Erlernen akademischer Fertigkeiten*

Entwicklungsstörung der motorischen Koordination 25
*Defizite beim Erwerb grob- und feinmotorischer Fähigkeiten*

Aufmerksamkeitsdefizit- und Hyperaktivitätsstörung [ADHS] 27
*Unaufmerksamkeit und/oder Hyperaktivität-Impulsivität*

Stereotype Bewegungsstörung 30
*Auftreten willkürlicher, sich wiederholender, oft rhythmischer Bewegungen*

Kapitel 2 32
*Schizophrenie oder andere primäre psychotische Störungen*

Schizophrenie 34
*Störungen mehrerer mentaler Modalitäten*

Schizoaffektive Störung 37
*Schizophrenie und manische, gemischte oder depressive Episode gleichzeitig*

Schizotype Störung 40
*Exzentrizitäten in Verhalten, Aussehen und Sprache*

Akute vorübergehende psychotische Störung 42
*Akute psychotischer Symptome*

Wahnhafte Störung 45
*Entwicklung von Wahnvorstellungen*

Symptomatische Manifestationen primärer psychotischer Störungen 46
*aktuelles klinisches Bild bei Schizophrenie oder einer anderen primär psychotischen Störung*

Kapitel 3 48
*Katatonie*

Katatonie in Verbindung mit einer anderen psychischen Störung 51
*im Kontext einer anderen psychischen Störung auftretend*

Katatonie durch Substanzen oder Medikamente 52
*während oder kurz nach der Intoxikation oder dem Entzug psychoaktiver Substanzen auftretend*

Kapitel 4 53
*Affektive Störungen*

Bipolare oder verwandte Störungen 55
*manische, gemischte oder hypomanische Episoden oder Symptome, mit depressiven Episoden abwechselnd*

Depressive Störungen 60
*depressive Stimmung oder Freudlosigkeit*

Symptomatische Verläufe und Erkrankungsverläufe von affektiven Episoden bei affektiven Störungen 65
*Beschreibung der Präsentation und Merkmalen von Stimmungsepisoden*

Kapitel 5 67
*Angst- oder furchtbezogene Störungen*

Generalisierte Angststörung 69
*ausgeprägte Angstsymptome über mehrere Monate*

Panikstörung 70
*wiederkehrende unerwartete Panikattacken*

Agoraphobie 71
*Angst vor Situationen ohne Fluchtmöglichkeiten*

Spezifische Phobie 72
*Angst vor Objekten oder Situationen*

Soziale Angststörung 74
*Angst in sozialen Situationen*

Trennungsangststörung 75
*Angst vor Trennung von wichtigen Personen*

Selektiver Mutismus 77
*anhaltende Selektivität beim Sprechen*

Kapitel 6 78
*Zwangsstörung oder verwandte Störungen*

Zwangsstörung 80
*anhaltende Zwängen und/oder Zwangshandlungen*

Körperdysmorphe Störung (KDS) 82
*Verzerrte Wahrnehmung des Aussehens*

Eigengeruchswahn 84
*Verzerrte Wahrnehmung des eigenen Körpergeruchs oder Atems*

Hypochondrie 85
*Übertriebene Angst vor Krankheiten*

Pathologisches Horten 87
*Krankhafte Anhäufung von Besitztümern*

Körperbezogene repetitive Verhaltensstörungen 88
*wiederkehrende abnorme Handlungen mit Haut & Haaren*

Kapitel 7 91
*Störungen, die spezifisch Stress-assoziiert sind*

Posttraumatische Belastungsstörung (PTBS) 93
*Reaktionen nach extrem belastenden Ereignissen*

Komplexe Posttraumatische Belastungsstörung 95

Verlängerte Trauerstörung 97
*anhaltende und tiefgreifende Trauerreaktion*

Anpassungsstörung 98
*maladaptive Reaktion/en auf Stressoren*

Reaktive Bindungsstörung 100
*stark abnormes Bindungsverhalten*

Störung der sozialen Bindung mit enthemmtem Verhalten 101
*stark abnormales soziales Verhalten*

Kapitel 8 103
*Dissoziative Störungen*

Dissoziative Störung mit neurologischen Symptomen 105
*Auftreten motorischer, sensorischer oder kognitiver Symptome*

Dissoziative Amnesie 107
*Defizite Erinnerungen abzurufen*

Trance-Störung 109
*Veränderung des Bewusstseinszustandes*

Besessenheitstrance-Störung 110
*Trancezustände mit externer «besitzergreifender» Identität*

Dissoziative Identitätsstörung 112
*Identitätsstörung mit verschiedenen Persönlichkeitszuständen*

Partielle dissoziative Identitätsstörung 113
*Nicht regelmäßige Identitätsstörung*

Depersonalisations- oder Derealisationsstörung 114
*Entfremdung zur Person und/oder Umwelt*

Kapitel 9 115
*Fütter- oder Essstörungen*

Anorexia nervosa 117
*Abnorm niedriges Körpergewicht und Angst vor Gewichtszunahme*

Bulimia nervosa 119
*häufige, wiederkehrende Essanfälle mit kompensatorischen Verhaltensweisen*

Binge-eating-Störung (BES) 120
*häufige, wiederkehrende Episoden von Essanfällen*

Vermeidend-restriktive Ernährungsstörung [ARFID] 122
*Vermeidung oder Einschränkung der Nahrungsaufnahme*

Pica 124
*Verzehr von nicht nahrhaften Stoffen*

Ruminations- oder Regurgitationsstörung 125
*absichtliches und wiederholtes Zurückbringen von zuvor geschluckter Nahrung*

Kapitel 10 126
*Ausscheidungsstörungen*

Enuresis 128
*wiederholter Verlust von Urin*

Enkopresis 130
*wiederholtes Absetzen von Stuhl*

Kapitel 11 131
*Störungen des körperlichen Erlebens oder der körperlichen Belastung*

Körperstressstörung 133
*Übermäßige Aufmerksamkeit auf körperliche Symptome*

Körper-Integritäts-Identitätsstörung [BIID] 135
*intensiver und anhaltender Wunsch, körperlich behindert zu sein*

Kapitel 12 136
*Störungen durch Substanzgebrauch oder Verhaltenssüchte*

Störungen durch Substanzgebrauch 138
*einmaliger oder wiederholter Konsum von meist psychoaktiven Substanzen*

Störungen durch Verhaltenssüchte 182
*Wiederholtes Suchtverhalten*

Kapitel 13 185
*Störungen der Impulskontrolle*

Pyromanie 188
*starke Impulse Feuer zu legen*

Kleptomanie 190
*starke Impulse zum Stehlen*

Störung mit zwanghaftem Sexualverhalten 192
*Unvermögen sexuelle Impulse oder Triebe zu kontrollieren*

Intermittierende explosive Störung 193
*wiederholte kurze Episoden verbaler oder körperlicher Aggression*

Kapitel 14 194
*Disruptives Verhalten oder dissoziale Störungen*

Störung des Sozialverhaltens mit oppositionellem, aufsässigem Verhalten 196
*trotziges, ungehorsames, provozierendes oder gehässiges Verhalten*

Störung des Sozialverhaltens mit dissozialem Verhalten 198
*Verletzung von Rechten, Normen, Regeln oder Gesetzen*

Kapitel 15 200
*Persönlichkeitsstörungen und zugehörige Persönlichkeitsmerkmale*

Persönlichkeitsstörung 202
*Probleme in der Funktionsweise von Aspekten des Selbst und zwischenmenschlichen Störungen*

Ausgeprägte Persönlichkeitsmerkmale oder -muster 203
*Beschreibung der Merkmale der Persönlichkeit*

Kapitel 16 205
*Paraphile Störungen*

Exhibitionistische Störung 207
*Sexuelle Erregung durch die Entblößung der Genitalien*

Voyeuristische Störung 208
*Sexuelle Erregung bei der Beobachtung anderer Personen*

Pädophile Störung 209
*Sexuelle Erregung durch vorpubertäre Kinder*

Sadistische Sexualstörung mit angewendetem Zwang 210
*Sexuelle Erregung durch Zufügung körperlichen oder psychischen Leids*

Frotteuristische Störung 211
*Sexuelle Erregung durch Berühren oder Reiben an anderen Personen*

Sonstige paraphile Störung ohne Einwilligung einer anderen Person 212
*Sexuelle Verhaltensweisen ohne Zustimmung anderer Personen*

Paraphile Störung, alleine durchgeführt oder mit Einwilligung einer anderen Person 213
*Sexuelle Verhaltensweisen allein oder mit Zustimmung anderer Personen*

Kapitel 17 214
*Artifizielle Störungen*

Kapitel 18 217
*Neurokognitive Störungen*

Delir 219
*Störung der Aufmerksamkeit, der Orientierung und des Bewusstseins*

Leichtgradige neurokognitive Störung 220
*Milde kognitive Defizite*

Amnestische Störung 221
*ausgeprägte Gedächtnisstörung*

Demenz 223
*Ausgeprägte kognitive Defizite*

Kapitel 19 227
*Psychische Störungen oder Verhaltensstörungen in Zusammenhang mit Schwangerschaft, Geburt oder Wochenbett*

Kapitel 20 230
*Psychologische Faktoren oder Verhaltensfaktoren bei anderenorts klassifizierten Störungen oder Erkrankungen*

Kapitel 21 233
*Sekundäre psychische Syndrome oder Verhaltenssyndrome bei anderenorts klassifizierten Störungen oder Erkrankungen*

Zusatzkapitel 237
*Psychopathologie*

Glossar 249

Literaturverzeichnis 261
Bonusmaterial 262
*E-Learning*
Über die Autorin 265
Bücher von Sybille Disse 267
Empfehlungen 272
*Lernapp, Abo & Lizenz*

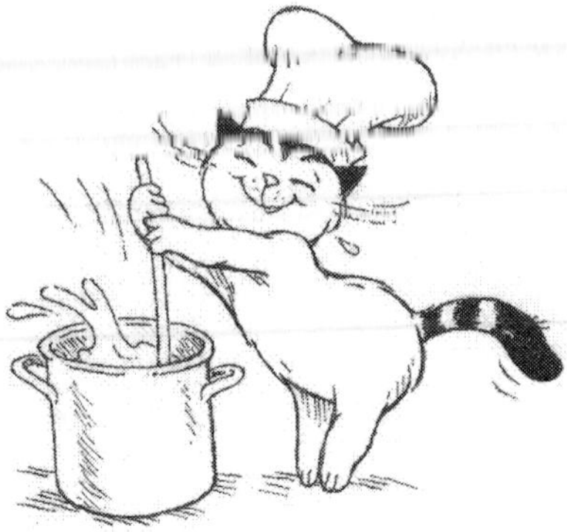

# ICD-11-KLASSIFIKATION 06: PSYCHISCHE STÖRUNGEN, VERHALTENSSTÖRUNGEN ODER NEURONALE ENTWICKLUNGSSTÖRUNGEN

Übersichten & Erläuterungen zur deutschen Fassung


- **Softcover:** 978-9403677965
- **Hardcover:** 978-9403677972
- **E-Book:** 978-9403677989





**Verantwortlich für den Inhalt:** © Sybille Disse | Bad Pyrmont **https://www.sybille-disse.de/**

- Sybille Disse | Medizinwissen mit Konzept, Lügder Str. 22 | 31812 Bad Pyrmont
- Telefon: +49 800 0004650 (AB)
- E-Mail: info@sybille-disse.de



**Grafikdesigntool:** © Canva | Sydney **https://www.canva.com/**

**Jacob-Zeichnungen:** © Sven Hartmann | Zürich **https://www.kater-jacob.de/**

bookmundo **Verlag:** Bookmundo Direkt - Mijnbestseller Nederland B.V. | Delftestraat 33 | 3013AE Rotterdam

**Bibliografische Information der Deutschen Bibliothek**

Die Deutsche Bibliothek verzeichnet diese Publikation in der Deutschen Nationalbibliografie; detaillierte bibliografische Daten sind im Internet über http://dnb.ddb.de abrufbar.



**Benutzerhinweis**

Medizinische Erkenntnisse unterliegen einem steten Wandel. Herausgeberin und Autorin dieses Werkes bemühen sich intensiv, dem aktuellen Wissensstand zu entsprechen. Dies entbindet den Benutzer nicht von seiner Sorgfaltspflicht.

Die Personenbezeichnungen schließen ausdrücklich alle Geschlechtsidentitäten ein. Wir distanzieren uns ausdrücklich von jeglicher Diskriminierung hinsichtlich der geschlechtlichen Identität.

Falls im Buch auf Seiten im Internet verwiesen wird, wurden diese nach sorgfältigen Erwägungen ausgewählt. Auf die zukünftige Gestaltung und den Inhalt der Seiten besteht jedoch kein Einfluss. Autorin und Verlag distanzieren sich daher ausdrücklich von diesen Seiten, soweit darin rechtswidrige, insbesondere jugendgefährdende oder verfassungsfeindliche Inhalte zutage treten sollten.

Die Übersetzung der ICD-11 wurde nicht von der Weltgesundheitsorganisation erstellt (WHO). Die WHO ist nicht verantwortlich für den Inhalt oder die Genauigkeit dieser Übersetzung. Die englische bzw. deutsche Fassung der WHO ist die verbindliche und originale Ausgabe.

# Prolog

Dieser Band beinhaltet psychische und verhaltensbezogene Syndrome. Diese sind durch **Störungen der Kognitionen, Emotionen oder des Verhaltens** gekennzeichnet. Ursache ist eine Dysfunktion psychologischer, biologischer oder entwicklungsbedingter Prozesse.

## AUSGESCHLOSSENE BEFUNDE

- Akute Stressreaktion QE84 [ICD-10: F43.0]
- Unkomplizierter Trauerfall QE62 [ICD-10: Z00-Z99]

## ANDERENORTS KLASSIFIZIERT

- Schlaf-Wach-Störungen 7A00-7B2Z [ICD-10: F51]
- Sexuelle Funktionsstörungen HA00-HA0Z [ICD-10: F52]
- Genderinkongruenz HA60-HA6Z [ICD-10: F64]

* * *

Wir wünschen Ihnen viel Freude beim Nachschlagen und vor allem gutes Gelingen mit der ICD-11 in der Praxis!

*Herzlichst, Ihre Sybille Disse + Team*

## KENNEN SIE SCHON UNSERE LERNAPP?

SCAN MICH

Lernapp

| ICD-11 | Störungsbild/er | ICD-10 | Störungsbild/er |
|---|---|---|---|
| 6 | Psychische Störungen, Verhaltensstörungen oder neuronale Entwicklungsstörungen | V/F00-F99 | Psychische und Verhaltensstörungen |
| 6A00-6A0Z | Neuronale Entwicklungsstörungen | F7-F9 | Intelligenzstörung, Entwicklungsstörungen, Verhaltens- und emotionale Störungen mit Beginn in der Kindheit und Jugend |
| 6A20-6A2Z | Schizophrenie oder andere primäre psychotische Störungen | F20-F29 | Schizophrenie, schizotype und wahnhafte Störungen |
| 6A40-6A4Z | Katatonie | F06.1, F20.2 | Organische katatone Störung<br>Katatone Schizophrenie |
| 6A60-6A8Z | Affektive Störungen | F30-F39 | Affektive Störungen |
| 6B00-6B0Z | Angst- oder furchtbezogene Störungen | F40, F41 | Phobische Störungen<br>Andere Angststörungen |
| 6B20-6B2Z | Zwangsstörung oder verwandte Störungen | F42 | Zwangsstörung |
| 6B40-6B4Z | Störungen, die spezifisch Stress-assoziiert sind | F43 | Reaktionen auf schwere Belastungen und Anpassungsstörungen |
| 6B60-6B6Z | Dissoziative Störungen | F44 | Dissoziative Störungen [Konversionsstörungen] |
| 6B80-6B8Z | Fütter- oder Essstörungen | F50, F98.2 | Essstörungen<br>Fütterstörung im frühen Kindesalter |
| 6C00-6C0Z | Ausscheidungsstörungen | F98.0, F98.1 | Nichtorganische Enuresis<br>Nichtorganische Enkopresis |
| 6C20-6C2Z | Störungen des körperlichen Erlebens oder der körperlichen Belastung | F45 | Somatoforme Störungen |
| 6C40-6C5Z | Störungen durch Substanzgebrauch oder Verhaltenssüchte | F10-F19, F63 | Psychische und Verhaltensstörungen durch psychotrope Substanzen Abnorme Gewohnheiten und Störungen der Impulskontrolle |
| 6C70-6C7Z | Störungen der Impulskontrolle | F63 | Abnorme Gewohnheiten und Störungen der Impulskontrolle |
| 6C90-6C9Z | Disruptives Verhalten oder dissoziale Störungen | F91 | Störungen des Sozialverhaltens |
| 6D10-6D11.5 | Persönlichkeitsstörungen und zugehörige Persönlichkeitsmerkmale | F60-F62 | Spezifische Persönlichkeitsstörungen, Kombinierte und andere Persönlichkeitsstörungen, Andauernde Persönlichkeitsänderungen (nicht Folge einer Schädigung oder Krankheit des Gehirns) |
| 6D30-6D3Z | Paraphile Störungen | F65 | Störungen der Sexualpräferenz |
| 6D50-6D5Z | Artifizielle Störungen | F68.1 | Artifizielle Störung |
| 6D70-6E0Z | Neurokognitive Störungen | F00-F09 | Organische, einschließlich symptomatischer psychischer Störungen |
| 6E20-6E2Z | Psychische Störungen oder Verhaltensstörungen in Zusammenhang mit Schwangerschaft, Geburt oder Wochenbett | F53 | Psychische oder Verhaltensstörungen im Wochenbett, anderenorts nicht klassifiziert |
| 6E40-6E40.Z | Psychologische Faktoren oder Verhaltensfaktoren bei anderenorts klassifizierten Störungen oder Erkrankungen | F54 | Psychologische Faktoren oder Verhaltensfaktoren bei anderenorts klassifizierten Krankheiten (AK) |
| 6E60-6E6Z | Sekundäre psychische Syndrome oder Verhaltenssyndrome bei anderenorts klassifizierten Störungen oder Erkrankungen | F50-F59 | Verhaltensauffälligkeiten mit körperlichen Störungen und Faktoren |

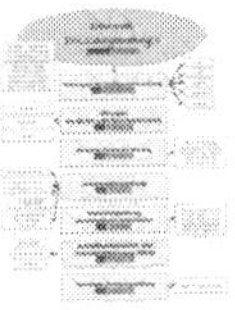

# *Kapitel Eins*

## NEURONALE ENTWICKLUNGSSTÖRUNGEN

- ICD-11: 6A00-6A0Z
- ICD-10: F7-F9

### CHARAKTERISTIKA

Verhaltens- und kognitive Störungen, die während der Entwicklungsphase auftreten. Ausprägungen sind entwicklungsneurologische Dysfunktionen (intellektuell, motorisch, sprachlich oder sozial).

### AN ANDERER STELLE ZU FINDEN

- Primäre Tics oder Ticstörungen 8A05.0 [ICD-10: F95]
- Sekundäres neuronales Entwicklungssyndrom 6E60 [ICD-10: F50-F59]

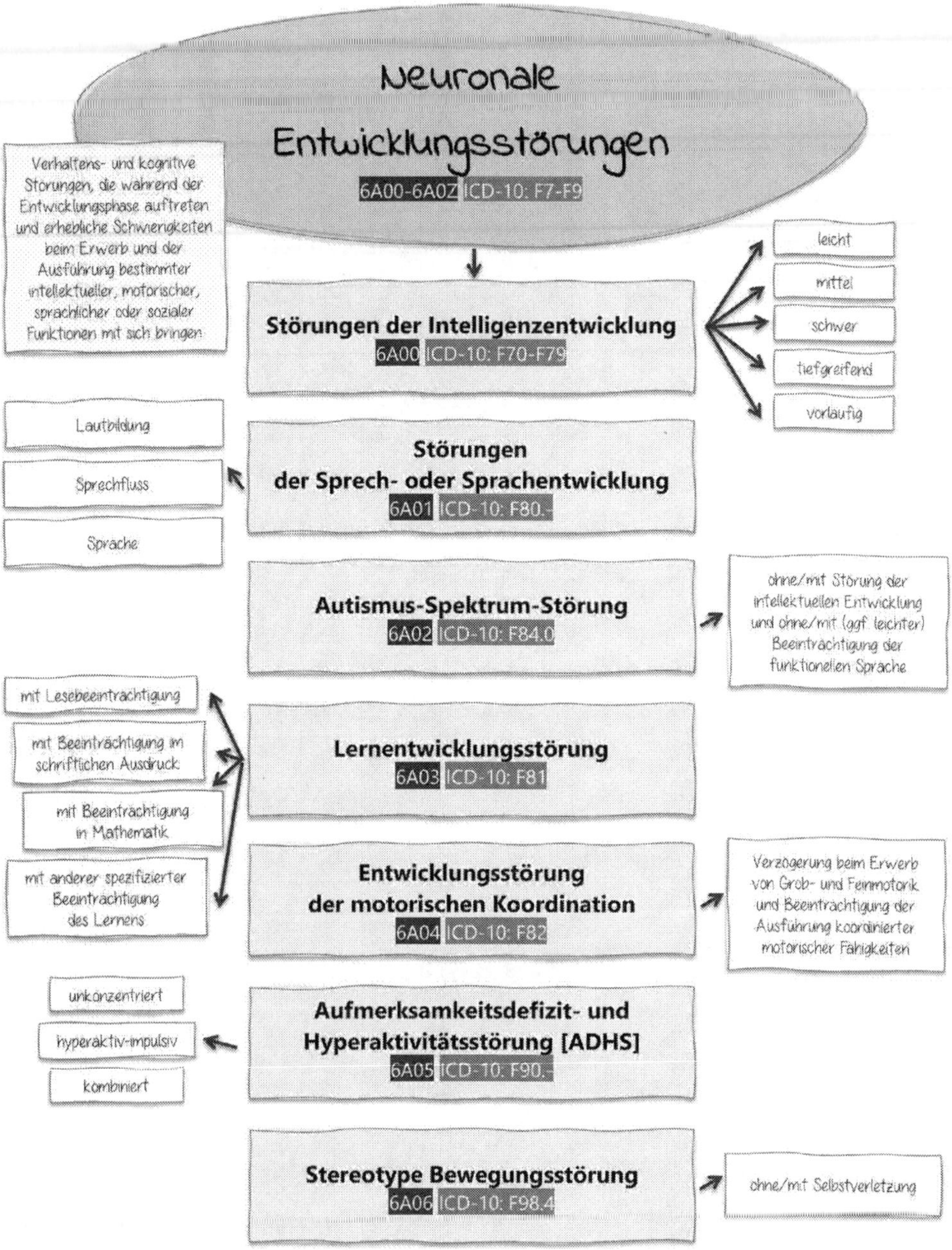
Neuronale Entwicklungsstörungen
6A00-6A0Z ICD-10: F7-F9
Verhaltens- und kognitive Störungen, die während der Entwicklungsphase auftreten und erhebliche Schwierigkeiten beim Erwerb und der Ausführung bestimmter intellektueller, motorischer, sprachlicher oder sozialer Funktionen mit sich bringen
Störungen der Intelligenzentwicklung
6A00 ICD-10: F70-F79
leicht
mittel
schwer
tiefgreifend
vorläufig
Störungen der Sprech- oder Sprachentwicklung
6A01 ICD-10: F80.-
Lautbildung
Sprechfluss
Sprache
Autismus-Spektrum-Störung
6A02 ICD-10: F84.0
ohne/mit Störung der intellektuellen Entwicklung und ohne/mit (ggf. leichter) Beeinträchtigung der funktionellen Sprache
Lernentwicklungsstörung
6A03 ICD-10: F81
mit Lesebeeinträchtigung
mit Beeinträchtigung im schriftlichen Ausdruck
mit Beeinträchtigung in Mathematik
mit anderer spezifizierter Beeinträchtigung des Lernens
Entwicklungsstörung der motorischen Koordination
6A04 ICD-10: F82
Verzögerung beim Erwerb von Grob- und Feinmotorik und Beeinträchtigung der Ausführung koordinierter motorischer Fähigkeiten
Aufmerksamkeitsdefizit- und Hyperaktivitätsstörung [ADHS]
6A05 ICD-10: F90.-
unkonzentriert
hyperaktiv-impulsiv
kombiniert
Stereotype Bewegungsstörung
6A06 ICD-10: F98.4
ohne/mit Selbstverletzung

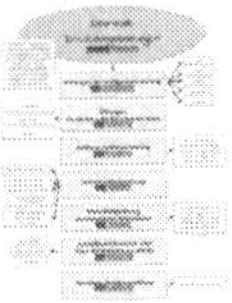

# Störungen der Intelligenzentwicklung

## UNTERDURCHSCHNITTLICHE INTELLEKTUELLE LEISTUNGEN

- ICD-11: 6A00
- ICD-10: F70-F79

## CHARAKTERISTIKA

Hauptmerkmale sind deutlich unterdurchschnittliche intellektuelle Leistungen und Verhaltensauffälligkeiten.

## AUSGESCHLOSSENE BEFUNDE

- Demenz 6D80-6D8Z [ICD-10: F00-F03]

* * *

## LEICHTGRADIGE STÖRUNG DER INTELLIGENZENTWICKLUNG

- ICD-11: 6A00.0
- ICD-10: F70

## CHARAKTERISTIKA

Hauptmerkmale sind unterdurchschnittliche intellektuelle Fähigkeiten (IQ-Bereich von 50-69) und Lernschwierigkeiten.

* * *

## MITTELGRADIGE STÖRUNG DER INTELLIGENZENTWICKLUNG

- ICD-11: 6A00.1
- ICD-10: F71

## CHARAKTERISTIKA

Hauptmerkmale sind unterdurchschnittliche intellektuelle Fähigkeiten (IQ-Bereich von 35-49) und deutliche Entwicklungsverzögerungen.

* * *

## SCHWERGRADIGE STÖRUNG DER INTELLIGENZENTWICKLUNG

- ICD-11: 6A00.2
- ICD-10: F72

## CHARAKTERISTIKA

Hauptmerkmale sind unterdurchschnittliche intellektuelle Fähigkeiten (IQ-Bereich von 20-34) und meist Notwendigkeit andauernder Unterstützung.

* * *

## TIEFGREIFENDE STÖRUNG DER INTELLIGENZENTWICKLUNG

- ICD-11: 6A00.3
- ICD-10: F73

### CHARAKTERISTIKA

Hauptmerkmale sind unterdurchschnittliche intellektuelle Fähigkeiten (IQ unter 20) und hochgradige Beeinträchtigung der Versorgung, Kontinenz, Kommunikation und Beweglichkeit.

* * *

## VORLÄUFIGE STÖRUNG DER INTELLIGENZENTWICKLUNG

- ICD-11: 6A00.4
- ICD-10: F70-F79

### CHARAKTERISTIKA

Hauptmerkmale sind Hinweise auf Minderung der intellektuellen Fähigkeiten bei Säuglingen oder Kindern unter vier Jahren oder wenn die Beurteilung der Intelligenzminderung besonders schwierig oder unmöglich ist.

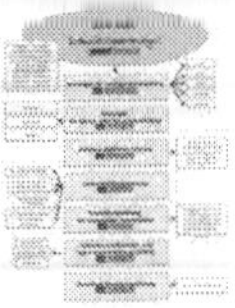

# Störungen der Sprech- oder Sprachentwicklung

## SCHWIERIGKEITEN BEIM VERSTEHEN ODER PRODUZIEREN VON SPRACHE UND SPRECHEN

- ICD-11: 6A01
- ICD-10: F80

### CHARAKTERISTIKA

Störungen der Sprech- oder Sprachentwicklung, die während der Entwicklungsphase auftreten. Ausprägungen sind Dysfunktionen des Sprechflusses, der Lautbildung und der Sprache.

* * *

### ENTWICKLUNGSSTÖRUNG DER LAUTBILDUNG

- ICD-11: 6A01.0
- ICD-10: F80.0

## CHARAKTERISTIKA

Hauptmerkmale sind Schwierigkeiten beim Erwerb, der Produktion und der Wahrnehmung von Sprache. Die Folge sind Aussprachefehler.

## ZUGEORDNETE BEFUNDE

- Funktionelle Artikulationsstörung

## AUSGESCHLOSSENE BEFUNDE

- Taubheit o.n.A. AB52 [ICD-10: H90-H95]
- Krankheiten des Nervensystems 8A00-8E7Z [ICD-10: G00-G99]
- Dysarthrie MA80.2 [ICD-10: R47.1]
- Verbale Apraxie MB4A [ICD-10: R48.2]

* * *

## ENTWICKLUNGSSTÖRUNG DES SPRECHFLUSSES

- ICD-11: 6A01.1
- ICD-10: F80.8

## CHARAKTERISTIKA

Hauptmerkmale sind Störungen des normalen rhythmischen Flusses und der Geschwindigkeit des Sprechens über einen längeren Zeitraum. Die Folge sind Wiederholungen und Verlängerungen von Lauten, Silben, Wörtern und Sätzen sowie Blockaden und Wortvermeidung oder -ersetzung.

## AUSGESCHLOSSENE BEFUNDE

- Tic-Störungen 8A05 [ICD-10: F95]

* * *

## ENTWICKLUNGSSTÖRUNG DER SPRACHE

- ICD-11: 6A01.2
- ICD-10: F80.9

## CHARAKTERISTIKA

Hauptmerkmale sind anhaltende Defizite beim Erwerb, Verstehen, Produzieren oder Verwenden von Sprache (gesprochen oder gebärdet). Die Folge sind erhebliche Einschränkungen der Kommunikationsfähigkeit.

## AUSGESCHLOSSENE BEFUNDE

- Autismus-Spektrum-Störung 6A02 [ICD-10: F84.0]
- Krankheiten des Nervensystems 8A00-8E7Z [ICD-10: G00-G99]
- Taubheit o.n.A. AB52 [ICD-10: H90-H95]
- Selektiver Mutismus 6B06 [ICD-10: F94.0]

* * *

## REZEPTIVE UND EXPRESSIVE SPRACHENTWICKLUNGSSTÖRUNG

- ICD-11: 6A01.20
- ICD-10: F80.2

### CHARAKTERISTIKA

Hauptmerkmale sind Defizite in Sprachverständnis und Ausdruckssprache.

### ZUGEORDNETE BEFUNDE

- Entwicklungsbedingte Dysphasie oder Aphasie, rezeptiver Typ

### AUSGESCHLOSSENE BEFUNDE

- Erworbene Aphasie mit Epilepsie [Landau-Kleffner-Syndrom] 8A62.2 [ICD-10: F80.3, G40.4]
- Autismus-Spektrum-Störung 6A02 [ICD-10: F84.0]
- Selektiver Mutismus 6B06 [ICD-10: F94.0]
- Dysphasie o.n.A. MA80.1 [ICD-10: R47.0]
- Krankheiten des Nervensystems 8A00-8E7Z [ICD-10: G00-G99]
- Taubheit o.n.A. AB52 [ICD-10: H90-H95]

* * *

## EXPRESSIVE SPRACHENTWICKLUNGSSTÖRUNG

- ICD-11: 6A01.21
- ICD-10: F80.1

### CHARAKTERISTIKA

Hauptmerkmale sind Defizite im Gebrauch der expressiv gesprochenen Sprache.

### ZUGEORDNETE BEFUNDE

- Entwicklungsbedingte Dysphasie oder Aphasie, expressiver Typ

### AUSGESCHLOSSENE BEFUNDE

- Erworbene Aphasie mit Epilepsie [Landau-Kleffner-Syndrom] 8A62.2 [ICD-10: F80.3, G40.4]
- Selektiver Mutismus 6B06 [ICD-10: F94.0]
- Dysphasie oder Aphasie: entwicklungsbedingt, rezeptiver Typ 6A01.20 [ICD-10: F80.2]
- Dysphasie o.n.A. MA80.1 [ICD-10: R47.0]
- Aphasie o.n.A. MA80.0 [ICD-10: R47.0]
- Krankheiten des Nervensystems 8A00-8E7Z [ICD-10: G00-G99]
- Taubheit o.n.A. AB52 [ICD-10: H90-H95]

* * *

## PRAGMATISCHE SPRACHENTWICKLUNGSSTÖRUNG

- ICD-11: 6A01.22
- ICD-10: F80.8

### CHARAKTERISTIKA

Hauptmerkmale sind anhaltende und ausgeprägte Schwierigkeiten beim Verstehen und Verwenden von Sprache in sozialen Kontexten (wissen, was man sagt, wie man es sagt und wann man es sagt).

### AUSGESCHLOSSENE BEFUNDE

- Krankheiten des Nervensystem 8A00-8E7Z [ICD-10: G00-G99]
- Selektiver Mutismus 6B06 [ICD-10: F94.0]

* * *

## SPRACHENTWICKLUNGSSTÖRUNG MIT EINER SONSTIGEN NÄHER BESTIMMTEN SPRACHSTÖRUNG

- ICD-11: 6A01.23
- ICD-10: F80.8

### CHARAKTERISTIKA

Hauptmerkmale sind Defizite in den sprachlichen Fähigkeiten. Diese werden von keiner der anderen Kategorien für Sprachentwicklungsstörungen angemessen erfasst.

## AUSGESCHLOSSENE BEFUNDE

- Autismus-Spektrum-Störung 6A02 [ICD-10: F84.0]
- Störungen der Intelligenzentwicklung 6A00 [ICD-10: F70-F79]
- Krankheiten des Nervensystems 8A00-8E7Z [ICD-10: G00-G99]
- Selektiver Mutismus 6B06 [ICD-10: F94.0]

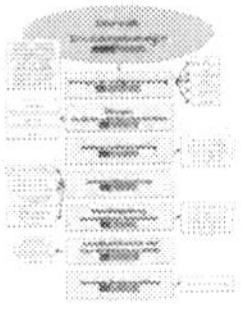

# Autismus-Spektrum-Störung

## DEFIZITE IN SOZIALER INTERAKTION UND KOMMUNIKATION

- ICD-11: 6A02
- ICD-10: F84.0

### CHARAKTERISTIKA

Hauptmerkmale sind anhaltende Abweichungen in den wechselseitigen sozialen Interaktionen und Kommunikationsmustern sowie ein eingeschränktes, stereotypes, sich wiederholendes Repertoire von Interessen und Aktivitäten.

### ZUGEORDNETE BEFUNDE

- Autistische Störung

### AUSGESCHLOSSENE BEFUNDE

- Rett-Syndrom LD90.4 [ICD-10: F84.2]

* * *

## AUTISMUS-SPEKTRUM-STÖRUNG OHNE STÖRUNG DER INTELLIGENZENTWICKLUNG, MIT LEICHTGRADIGER ODER KEINER BEEINTRÄCHTIGUNG DER FUNKTIONELLEN SPRACHE

- ICD-11: 6A02.0
- ICD-10: F84.1

### CHARAKTERISTIKA

Hauptmerkmal ist eine Autismus-Spektrum-Störung ohne Störung der intellektuellen Entwicklung und ohne bzw. kaum Beeinträchtigung der Sprache.

* * *

## AUTISMUS-SPEKTRUM-STÖRUNG MIT STÖRUNG DER INTELLIGENZENTWICKLUNG, MIT LEICHTGRADIGER ODER KEINER BEEINTRÄCHTIGUNG DER FUNKTIONELLEN SPRACHE

- ICD-11: 6A02.1
- ICD-10: F84.0

### CHARAKTERISTIKA

Hauptmerkmal ist eine Autismus-Spektrum-Störung mit Störung der intellektuellen Entwicklung und ohne bzw. kaum Beeinträchtigung der Sprache.

## KODIERHINWEISE UND WEITERE INFORMATIONEN

Die Störung der Intelligenzentwicklung sollte separat und nach Schweregrad klassifiziert werden (leicht, mittel, schwer, tiefgreifend, vorläufig).

* * *

## AUTISMUS-SPEKTRUM-STÖRUNG OHNE STÖRUNG DER INTELLIGENZENTWICKLUNG, MIT BEEINTRÄCHTIGUNG DER FUNKTIONELLEN SPRACHE

- ICD-11: 6A02.2
- ICD-10: F84.0

## CHARAKTERISTIKA

Hauptmerkmal ist eine Autismus-Spektrum-Störung ohne Störung der intellektuellen Entwicklung und mit deutlicher Beeinträchtigung der Sprache.

* * *

## AUTISMUS-SPEKTRUM-STÖRUNG MIT STÖRUNG DER INTELLIGENZENTWICKLUNG, MIT BEEINTRÄCHTIGUNG DER FUNKTIONELLEN SPRACHE

- ICD-11: 6A02.3
- ICD-10: F84.0

## CHARAKTERISTIKA

Hauptmerkmal ist eine Autismus-Spektrum-Störung mit Störung der intellektuellen Entwicklung und mit deutlicher Beeinträchtigung der Sprache.

## KODIERHINWEISE UND WEITERE INFORMATIONEN

Die Störung der Intelligenzentwicklung sollte separat und nach Schweregrad klassifiziert werden (leicht, mittel, schwer, tiefgreifend, vorläufig).

* * *

# AUTISMUS-SPEKTRUM-STÖRUNG MIT STÖRUNG DER INTELLIGENZENTWICKLUNG, FEHLEN DER FUNKTIONELLEN SPRACHE

- ICD-11: 6A02.5
- ICD-10: F84.0

## CHARAKTERISTIKA

Hauptmerkmal ist eine Autismus-Spektrum-Störung mit Störung der intellektuellen Entwicklung und mit vollständigem oder fast vollständigem Fehlen der Sprache.

## KODIERHINWEISE UND WEITERE INFORMATIONEN

Die Störung der Intelligenzentwicklung sollte separat und nach Schweregrad klassifiziert werden (leicht, mittel, schwer, tiefgreifend, vorläufig).

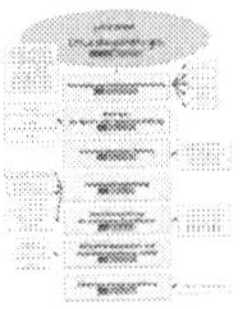

# Lernentwicklungsstörung

DEFIZITE BEIM ERLERNEN AKADEMISCHER FERTIGKEITEN

- ICD-11: 6A03
- ICD-10: F81

## CHARAKTERISTIKA

Erhebliche und anhaltende Schwierigkeiten beim Erlernen schulischer Fertigkeiten. Ausprägungen zeigen sich beim Lesen, Schreiben oder Rechnen gehören.

## AUSGESCHLOSSENE BEFUNDE

- Werkzeugstörungen MB4B [ICD-10: R48]

* * *

## LERNENTWICKLUNGSSTÖRUNG MIT LESEBEEINTRÄCHTIGUNG

- ICD-11: 6A03.0
- ICD-10: F81.0

## CHARAKTERISTIKA

Hauptmerkmale sind Defizite in der Leseleistung.

## AUSGESCHLOSSENE BEFUNDE

- Störungen der Intelligenzentwicklung 6A00 [ICD-10: F70-F79]

* * *

## LERNENTWICKLUNGSSTÖRUNG MIT BEEINTRÄCHTIGUNG IM SCHRIFTLICHEN AUSDRUCK

- ICD-11: 6A03.1
- ICD-10: F81.1

## CHARAKTERISTIKA

Hauptmerkmale sind Defizite in der Schreibleistung.

## AUSGESCHLOSSENE BEFUNDE

- Störungen der Intelligenzentwicklung 6A00 [ICD-10: F70-F79]

* * *

## LERNENTWICKLUNGSSTÖRUNG MIT BEEINTRÄCHTIGUNG IN MATHEMATIK

- ICD-11: 6A03.2
- ICD-10: F81.2

### CHARAKTERISTIKA

Hauptmerkmale sind Defizite in der Rechenleistung.

### AUSGESCHLOSSENE BEFUNDE

- Störungen der Intelligenzentwicklung 6A00 [ICD-10: F70-F79]

* * *

## LERNENTWICKLUNGSSTÖRUNG MIT ANDERER SPEZIFIZIERTER BEEINTRÄCHTIGUNG DES LERNENS

- ICD-11: 6A03.3
- ICD-10: F81

### CHARAKTERISTIKA

Hauptmerkmale sind Defizite beim Lernen und anderen schulischen Leistungen.

## AUSGESCHLOSSENE BEFUNDE

- Störungen der Intelligenzentwicklung
  6A00 [ICD-10: F70-F79]

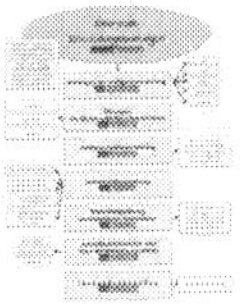

# Entwicklungsstörung der motorischen Koordination

DEFIZITE BEIM ERWERB GROB- UND FEINMOTORISCHER FÄHIGKEITEN

- ICD-11: 6A04
- ICD-10: F82

## CHARAKTERISTIKA

Hauptmerkmal sind Defizite in der koordinierten Motorik.

## ZUGEORDNETE BEFUNDE

- Orofaziale motorische Koordinationsstörung

## AUSGESCHLOSSENE BEFUNDE

- Störungen des Gangs und der Mobilität MB44 [ICD-10: R26]
- Krankheiten des Muskel-Skelett-Systems oder des Bindegewebes FA00-FC0Z [ICD-10: M00-M25]

- Krankheiten des Nervensystems 8A00-8E7Z [ICD-10: G00-G99]

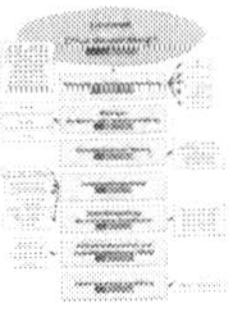

# Aufmerksamkeitsdefizit- und Hyperaktivitätsstörung [ADHS]

UNAUFMERKSAMKEIT UND/ODER HYPERAKTIVITÄT-IMPULSIVITÄT

- ICD-11: 6A05
- ICD-10: F90

## CHARAKTERISTIKA

Beeinträchtigungen treten in verschiedenen Situationen oder Umgebungen auf. Ausprägungen sind Unaufmerksamkeit[1] und/oder Hyperaktivität[2]-Impulsivität[3] über mindestens 6 Monate.

## ZUGEORDNETE BEFUNDE

- Aufmerksamkeitsdefizitstörung mit Hyperaktivität
- Aufmerksamkeitsdefizitsyndrom mit Hyperaktivität

* * *

## AUFMERKSAMKEITSDEFIZIT- UND HYPERAKTIVITÄTSSTÖRUNG [ADHS], VORWIEGEND UNKONZENTRIERT

- ICD-11: 6A05.0
- ICD-10: F90

### CHARAKTERISTIKA

Hauptmerkmal ist ein Mangel an Aufmerksamkeit.

* * *

## AUFMERKSAMKEITSDEFIZIT- UND HYPERAKTIVITÄTSSTÖRUNG [ADHS], VORWIEGEND HYPERAKTIV-IMPULSIV

- ICD-11: 6A05.1
- ICD-10: F90

### CHARAKTERISTIKA

Hauptmerkmale sind Hyperaktivität und Impulsivität.

* * *

## AUFMERKSAMKEITSDEFIZIT- UND HYPERAKTIVITÄTSSTÖRUNG [ADHS], KOMBINIERT

- ICD-11: 6A05.2
- ICD-10: F90

## CHARAKTERISTIKA

Kombinierte Merkmale von Unaufmerksamkeit, Hyperaktivität und Impulsivität ohne klare Präferenz.

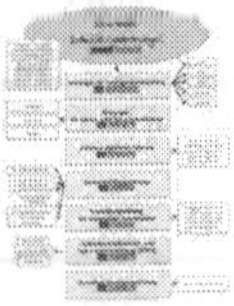

# Stereotype Bewegungsstörung

AUFTRETEN WILLKÜRLICHER, SICH WIEDERHOLENDER, OFT RHYTHMISCHER BEWEGUNGEN

- ICD-11: 6A06
- ICD-10: F98.4

## CHARAKTERISTIKA

Ausprägungen sind anhaltende willkürliche, sich wiederholende, stereotype, scheinbar zwecklose (und oft rhythmische) Bewegungen. Diese beeinträchtigen die normalen Aktivitäten deutlich oder führen zu selbst zugefügten Körperverletzungen.

## AUSGESCHLOSSENE BEFUNDE

- Ticstörungen 8A05 [ICD-10: F95]
- Trichotillomanie 6B25.0 [ICD-10: F63.3]
- Abnorme unwillkürliche Bewegungen MB46 [ICD-10: R25]

## STEREOTYPE BEWEGUNGSSTÖRUNG OHNE SELBSTVERLETZUNG

- ICD-11: 6A06.0
- ICD-10: F98.4

### CHARAKTERISTIKA

Hauptmerkmal sind stereotype Bewegungsstörungen ohne selbst zugefügte körperliche Verletzung.

* * *

## STEREOTYPE BEWEGUNGSSTÖRUNG MIT SELBSTVERLETZUNG

- ICD-11: 6A06.1
- ICD-10: F98.4

### CHARAKTERISTIKA

Hauptmerkmal sind stereotype Bewegungsstörungen mit selbst zugefügter körperlicher Verletzung.

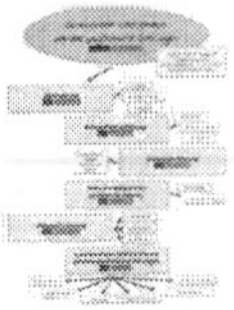

# Kapitel Zwei

## SCHIZOPHRENIE ODER ANDERE PRIMÄRE PSYCHOTISCHE STÖRUNGEN

- ICD-11: 6A20-6A2Z
- ICD-10: F20-F29

## CHARAKTERISTIKA

Ausprägungen sind deutliche Beeinträchtigungen der Realitätsprüfung und Verhaltensänderungen. Diese zeigen sich in Positiv- und Negativsymptomen und mit unterschiedlichen Verläufen.

## ANDERENORTS KLASSIFIZIERT

- Substanzinduzierte psychotische Störungen
- Sekundäres psychotisches Syndrom 6E61 [ICD-10: F06]

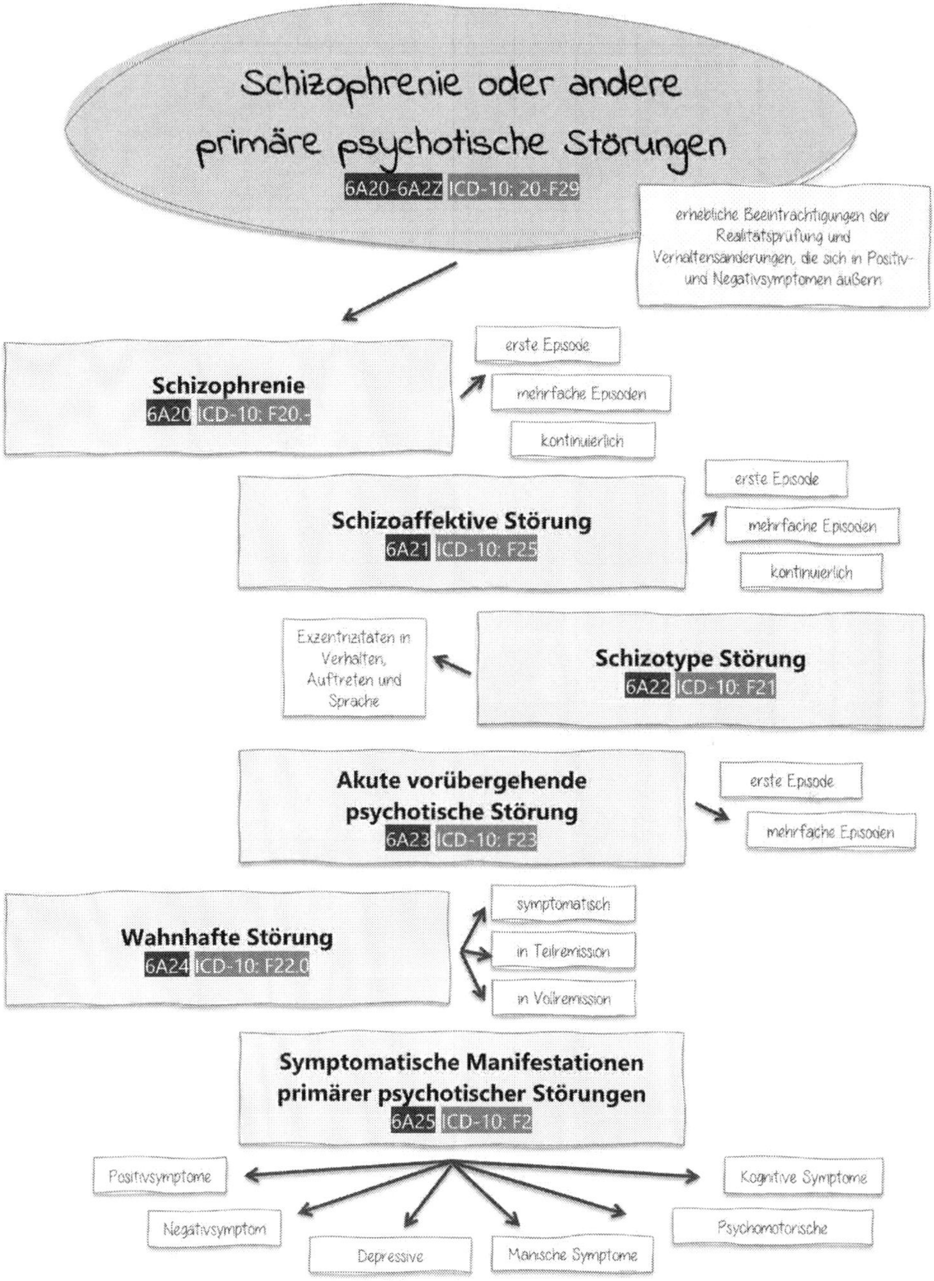
Schizophrenie oder andere primäre psychotische Störungen
6A20-6A2Z ICD-10: 20-F29
erhebliche Beeinträchtigungen der Realitätsprüfung und Verhaltensänderungen, die sich in Positiv- und Negativsymptomen äußern
Schizophrenie
6A20 ICD-10: F20.-
erste Episode
mehrfache Episoden
kontinuierlich
Schizoaffektive Störung
6A21 ICD-10: F25
erste Episode
mehrfache Episoden
kontinuierlich
Schizotype Störung
6A22 ICD-10: F21
Exzentrizitäten in Verhalten, Auftreten und Sprache
Akute vorübergehende psychotische Störung
6A23 ICD-10: F23
erste Episode
mehrfache Episoden
Wahnhafte Störung
6A24 ICD-10: F22.0
symptomatisch
in Teilremission
in Vollremission
Symptomatische Manifestationen primärer psychotischer Störungen
6A25 ICD-10: F2
Positivsymptome
Negativsymptom
Depressive
Manische Symptome
Psychomotorische
Kognitive Symptome

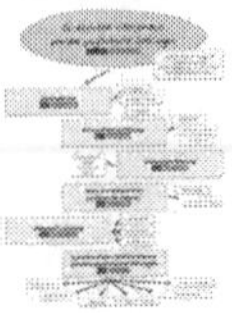

# Schizophrenie

## STÖRUNGEN MEHRERER MENTALER MODALITÄTEN

- ICD-11: 6A20
- ICD-10: F20

## CHARAKTERISTIKA

Hauptmerkmale sind Störungen der Kognitionen, der Wahrnehmung und der Affekte, der Selbsterfahrung und des Willens sowie des Verhaltens über mindestens einen Monat. In den meisten Fällen treten anhaltende Wahnvorstellungen, anhaltende Halluzinationen, Denkstörungen und Erfahrungen von Einflussnahme, Passivität oder Kontrolle auf. Psychomotorische Störungen können vorhanden sein.

## AUSGESCHLOSSENE BEFUNDE

- Schizotype Störung 6A22 [ICD-10: F21]
- Schizophrene Reaktion 6A22 [ICD-10: F21]
- Akute vorübergehende psychotische Störung 6A23 [ICD-10: F23]

* * *

## SCHIZOPHRENIE, ERSTE EPISODE

- ICD-11: 6A20.0
- ICD-10: F20

### CHARAKTERISTIKA

Hauptmerkmal ist eine schizophrene Störung, die erstmals aufgetreten ist.

### UNTERTEILUNG

- 6A20.00 Schizophrenie, erste Episode, gegenwärtig symptomatisch[1]
- 6A20.01 Schizophrenie, erste Episode, in Teilremission[2]
- 6A20.02 Schizophrenie, erste Episode, in Vollremission[3]

* * *

## SCHIZOPHRENIE, MEHRFACHE EPISODEN

- ICD-11: 6A20.1
- ICD-10: F20

### CHARAKTERISTIKA

Hauptmerkmal ist eine schizophrene Störung, bei der in der Vergangenheit mindestens einmal Schizophrenie aufgetreten ist, wobei die Symptome zwischen den Krankheitsphasen deutlich zurückgegangen sind.

## UNTERTEILUNG

- 6A20.10 Schizophrenie, mehrfache Episoden, gegenwärtig symptomatisch
- 6A20.11 Schizophrenie, mehrfache Episoden, in Teilremission
- 6A20.12 Schizophrenie, mehrfache Episoden, in Vollremission

* * *

## SCHIZOPHRENIE, KONTINUIERLICH

- ICD-11: 6A20.2
- ICD-10: F20

## CHARAKTERISTIKA

Hauptmerkmal ist eine schizophrene Störung über einen Zeitraum von mindestens einem Jahr.

## UNTERTEILUNG

- 6A20.20 Schizophrenie, kontinuierlich, gegenwärtig symptomatisch
- 6A20.21 Schizophrenie, kontinuierlich, in Teilremission
- 6A20.22 Schizophrenie, kontinuierlich, in Vollremission

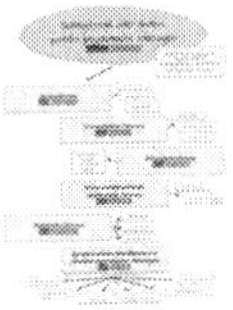

# Schizoaffektive Störung

## SCHIZOPHRENIE UND MANISCHE, GEMISCHTE ODER DEPRESSIVE EPISODE GLEICHZEITIG

- ICD-11: 6A21
- ICD-10: F25

### CHARAKTERISTIKA

Ausprägungen sind Schizophrenie und manische, depressive oder gemischte Störung gleichzeitig oder innerhalb weniger Tage nacheinander seit mindestens einem Monat. Psychomotorische Störungen können auftreten.

* * *

### SCHIZOAFFEKTIVE STÖRUNG, ERSTE EPISODE

- ICD-11: 6A21.0
- ICD-10: F25

## CHARAKTERISTIKA

Hauptmerkmal ist eine schizoaffektive Störung, die erstmals aufgetreten ist.

## UNTERTEILUNG

- 6A21.00 Schizoaffektive Störung, erste Episode, gegenwärtig symptomatisch
- 6A21.01 Schizoaffektive Störung, erste Episode, in Teilremission
- 6A21.02 Schizoaffektive Störung, erste Episode, in Vollremission

* * *

## SCHIZOAFFEKTIVE STÖRUNG, MEHRFACHE EPISODEN

- ICD-11: 6A21.1
- ICD-10: F25

## CHARAKTERISTIKA

Hauptmerkmal ist eine schizoaffektive Störung, bei der in der Vergangenheit mindestens einmal Schizoaffektivität aufgetreten ist, wobei die Symptome zwischen den Krankheitsphasen deutlich zurückgegangen sind.

## UNTERTEILUNG

- 6A21.10 Schizoaffektive Störung, mehrfache Episoden, gegenwärtig symptomatisch
- 6A21.11 Schizoaffektive Störung, mehrfache Episoden, in Teilremission
- 6A21.12 Schizoaffektive Störung, mehrfache Episoden, in Vollremission

* * *

## SCHIZOAFFEKTIVE STÖRUNG, KONTINUIERLICH

- ICD-11: 6A21.2
- ICD-10: F25

## CHARAKTERISTIKA

Hauptmerkmal ist eine schizoaffektive Störung über einen Zeitraum von mindestens einem Jahr.

## UNTERTEILUNG

- 6A21.20 Schizoaffektive Störung, kontinuierlich, gegenwärtig symptomatisch
- 6A21.21 Schizoaffektive Störung, kontinuierlich, in Teilremission
- 6A21.22 Schizoaffektive Störung, kontinuierlich, in Vollremission

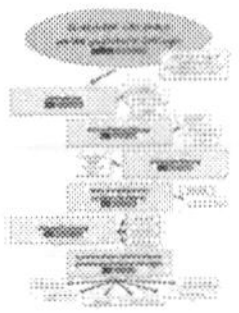

# Schizotype Störung

## EXZENTRIZITÄTEN IN VERHALTEN, AUSSEHEN UND SPRACHE

- ICD-11: 6A22
- ICD-10: F21

## CHARAKTERISTIKA

Ausprägungen sind Exzentrizitäten in Verhalten, Auftreten und Sprache über einen Zeitraum von mindestens mehreren Jahren. Zusätzlich sind kognitive und wahrnehmungsbezogene Verzerrungen, ungewöhnliche Überzeugungen und Unbehagen sowie eine oft eingeschränkte Fähigkeit in zwischenmenschlichen Beziehungen vorhanden. Ein eingeschränkter oder unangemessener Affekt und Anhedonie können auftreten.

## ZUGEORDNETE BEFUNDE

- Schizotype Persönlichkeitsstörung

## AUSGESCHLOSSENE BEFUNDE

- Autismus-Spektrum-Störung 6A02 [ICD-10: F84.0]
- Persönlichkeitsstörung 6D10 [ICD-10: F60-F62]

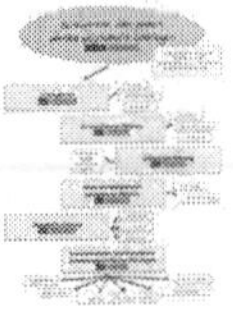

# Akute vorübergehende psychotische Störung

## AKUTE PSYCHOTISCHER SYMPTOME

- ICD-11: 6A23
- ICD-10: F23

### CHARAKTERISTIKA

Ausprägung als akutes Auftreten psychotischer Symptome innerhalb von zwei Wochen ohne ein Prodromalstadium[1]. Symptome können Wahnvorstellungen, Halluzinationen, Desorganisation des Denkens, Ratlosigkeit oder Verwirrung sowie Störungen des Affekts und der Stimmung sein. Katatonieähnliche psychomotorische Störungen können auftreten.

Die Symptome ändern sich schnell in Art und Intensität (von Tag zu Tag oder sogar innerhalb eines einzigen Tages). Die Dauer beträgt nicht mehr als drei Monate und liegt meist zwischen einigen Tagen und einem Monat.

* * *

## AKUTE VORÜBERGEHENDE PSYCHOTISCHE STÖRUNG, ERSTE EPISODE

- ICD-11: 6A23.0
- ICD-10: F23

### CHARAKTERISTIKA

Hauptmerkmal ist eine akute und vorübergehende psychotische Störung, die erstmals aufgetreten ist.

### UNTERTEILUNG

- 6A23.00 Akute vorübergehende psychotische Störung, erste Episode, gegenwärtig symptomatisch
- 6A23.01 Akute vorübergehende psychotische Störung, erste Episode, in Teilremission
- 6A23.02 Akute vorübergehende psychotische Störung, erste Episode, in Vollremission

* * *

## AKUTE VORÜBERGEHENDE PSYCHOTISCHE STÖRUNG, MEHRFACHE EPISODEN

- ICD-11: 6A23.1
- ICD-10: F23

### CHARAKTERISTIKA

Hauptmerkmal ist eine akute und vorübergehende psychotische Störung, bei der in der Vergangenheit mindestens einmal eine akute und vorübergehende psychotische Störung aufgetreten ist, wobei die Symptome zwischen den Krankheitsphasen deutlich zurückgegangen sind.

## UNTERTEILUNG

- 6A23.10 Akute vorübergehende psychotische Störung, mehrfache Episoden, gegenwärtig symptomatisch
- 6A23.11 Akute vorübergehende psychotische Störung, mehrfache Episoden, in Teilremission
- 6A23.12 Akute vorübergehende psychotische Störung, mehrfache Episoden, in Vollremission

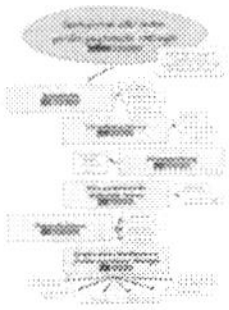

# Wahnhafte Störung

## ENTWICKLUNG VON WAHNVORSTELLUNGEN

- ICD-11: 6A24
- ICD-10: F22.0

### CHARAKTERISTIKA

Ausprägung von Wahnvorstellungen über mindestens drei Monate.

### UNTERTEILUNG

- 6A24.0 Wahnhafte Störung, gegenwärtig symptomatisch
- 6A24.1 Wahnhafte Störung, in Teilremission
- 6A24.2 Wahnhafte Störung, in Vollremission

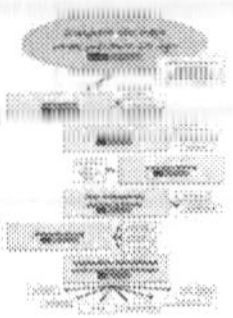

# Symptomatische Manifestationen primärer psychotischer Störungen

## AKTUELLES KLINISCHES BILD BEI SCHIZOPHRENIE ODER EINER ANDEREN PRIMÄR PSYCHOTISCHEN STÖRUNG

- ICD-11: 6A25
- ICD-10: F2

### CHARAKTERISTIKA

Ausprägung des klinischen Bildes bei Schizophrenie oder einer anderen primären psychotischen Störung während der vergangenen Woche.

### AUSGESCHLOSSENE BEFUNDE

- Neurokognitive Störungen 6D70-6E0Z [ICD-10: F0]
- Neuronale Entwicklungsstörungen 6A00-6A0Z [ICD-10: F7]

## KODIERHINWEISE UND WEITERE INFORMATIONEN

Diese Kategorien sollten niemals in der primären Codierung verwendet, sondern als ergänzende oder zusätzliche Codes genutzt werden um das Vorhandensein der jeweiligen Symptome bei primären psychotischen Störungen zu kennzeichnen.

## UNTERTEILUNG

- 6A25.0 Positivsymptome[1] bei primären psychotischen Störungen
- 6A25.1 Negativsymptome[2] bei primären psychotischen Störungen
- 6A25.2 Depressive Symptome bei primären psychotischen Störungen (depressive Stimmung (Niedergeschlagenheit, Traurigkeit) oder depressive Zeichen (z. B. weinerliches, niedergeschlagenes Aussehen)
- 6A25.3 Manische Symptome[3] bei primären psychotischen Störungen
- 6A25.4 Psychomotorische Symptome[4] bei primären psychotischen Störungen
- 6A25.5 Kognitive Symptome[5] bei primären psychotischen Störungen

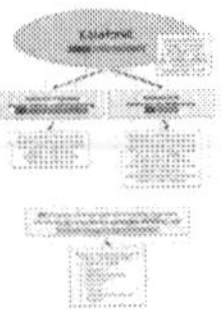

# Kapitel Drei

## KATATONIE

- ICD-11: 6A40-6A4Z
- ICD-10: F06.1, F1, F20.2

### CHARAKTERISTIKA

Syndrom primär psychomotorischer Störungen mit verminderter, gesteigerter oder abnormer psychomotorischer Aktivität.

### AUSGESCHLOSSENE BEFUNDE

- Schädliche Wirkungen von Drogen, Arzneimitteln oder biologischen Substanzen, anderenorts nicht klassifiziert NE60 [ICD-10: T36-T50]

## ANDERENORTS KLASSIFIZIERT

- Sekundäres katatonisches Syndrom 6E69 [ICD-10: F50-F59]

# Katatonie

6A40-6A4Z ICD-10: F06.1, F1, F2, F84.-

Syndrom psychomotorischer Störungen, gekennzeichnet durch das gleichzeitige Auftreten mehrerer Symptome einer verminderten, gesteigerten oder abnormen psychomotorischen Aktivität

**Katatonie in Verbindung mit einer anderen psychischen Störung**
6A40 ICD-10: F06.1, F2, F20.2, F84.-

tritt im Kontext einer anderen psychischen Störung auf (z. B. Schizophrenie oder andere primäre psychotische Störungen, affektive Störungen und neurologische Entwicklungsstörungen, insbesondere Autismus-Spektrum-Störungen)

**Katatonie durch Substanzen oder Medikamente**
6A41 ICD-10: F1

entwickelt sich während oder kurz nach der Intoxikation oder dem Entzug bestimmter psychoaktiver Substanzen (z. B. Phencyclidin [PCP], Cannabis, Halluzinogene wie Meskalin oder LSD, Kokain und MDMA oder verwandter Drogen) oder während der Einnahme bestimmter psychoaktiver und nicht psychoaktiver Medikamente (z. B. antipsychotische Medikamente, Benzodiazepine, Steroide, Disulfiram, Ciprofloxacin)

**DD:** Katatonie als direkte pathophysiologische Folge einer Erkrankung, <u>die nicht unter den psychischen, Verhaltens- oder Neuroentwicklungsstörungen klassifiziert ist</u>

Beispiele für medizinische Zustände, die mit Katatonie verbunden sein können:

- diabetische Ketoazidose
- Hyperkalzämie
- hepatische Enzephalopathie
- Homocystinurie
- Neoplasmen
- Kopftrauma
- zerebrovaskuläre Erkrankungen
- Enzephalitis

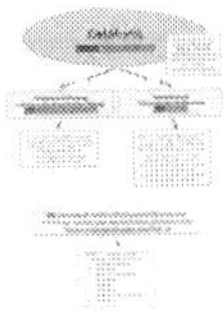

# Katatonie in Verbindung mit einer anderen psychischen Störung

## IM KONTEXT EINER ANDEREN PSYCHISCHEN STÖRUNG AUFTRETEND

- ICD-11: 6A40
- ICD-10: F06.1, F2, F20.2, F84

### CHARAKTERISTIKA

Hauptmerkmale sind katatone Syndrome im Kontext einer anderen psychischen Störung.

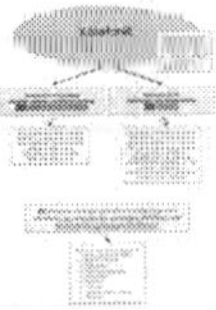

# Katatonie durch Substanzen oder Medikamente

WÄHREND ODER KURZ NACH DER INTOXIKATION ODER DEM ENTZUG PSYCHOAKTIVER SUBSTANZEN AUFTRETEND

- ICD-11: 6A41
- ICD-10: F1

## CHARAKTERISTIKA

Hauptmerkmale sind katatone Syndrome im Kontext einer Intoxikation oder dem Entzug bestimmter psychoaktiver Substanzen oder während der Einnahme bestimmter psychoaktiver und nicht psychoaktiver Medikamente.

## AUSGESCHLOSSENE BEFUNDE

- Malignes neuroleptisches Syndrom 8A00-8A0Z [ICD-10: G21.0]
- Serotonin-Syndrom 8D85 [ICD-10: G90]

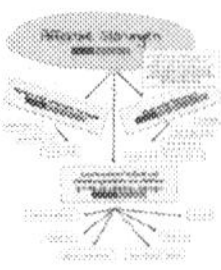

# *Kapitel Vier*

## AFFEKTIVE STÖRUNGEN

- ICD-11: 6A60-6A8Z
- ICD-10: F30-F39

### CHARAKTERISTIKA

Ausprägungen sind depressive[1] und manische[2] Stimmungslagen sowie gemischte[3] und hypomanische[4] Episoden.

### SYNONYME

Stimmungsstörungen

### ANDERENORTS KLASSIFIZIERT

- Substanzinduzierte affektive Störungen
- Sekundäres affektives Syndrom 6E62 [ICD-10: F06.3]

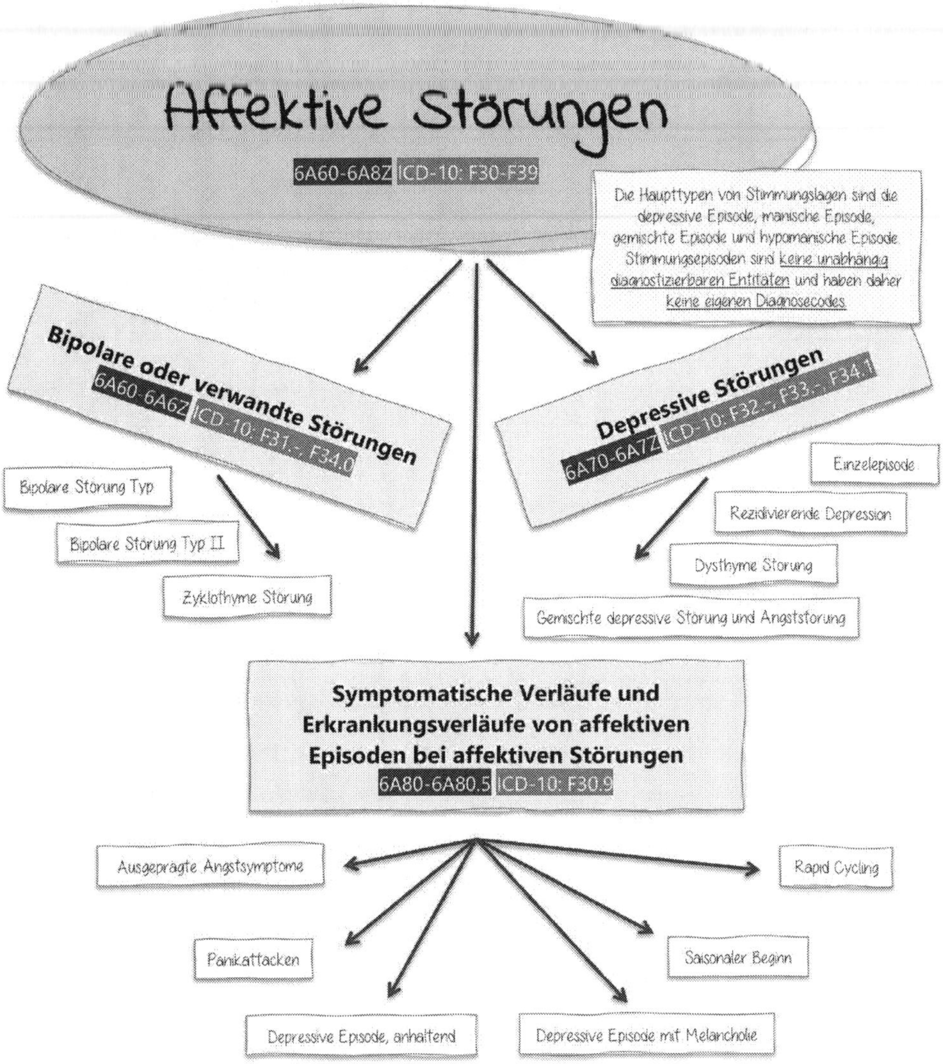
Affektive Störungen
6A60-6A8Z ICD-10: F30-F39
Die Haupttypen von Stimmungslagen sind die depressive Episode, manische Episode, gemischte Episode und hypomanische Episode. Stimmungsepisoden sind keine unabhängig diagnostizierbaren Entitäten und haben daher keine eigenen Diagnosecodes.
Bipolare oder verwandte Störungen
6A60-6A6Z ICD-10: F31.-, F34.0
Bipolare Störung Typ
Bipolare Störung Typ II
Zyklothyme Störung
Depressive Störungen
6A70-6A7Z ICD-10: F32.-, F33.-, F34.1
Einzelepisode
Rezidivierende Depression
Dysthyme Störung
Gemischte depressive Störung und Angststörung
Symptomatische Verläufe und Erkrankungsverläufe von affektiven Episoden bei affektiven Störungen
6A80-6A80.5 ICD-10: F30.9
Ausgeprägte Angstsymptome
Rapid Cycling
Panikattacken
Saisonaler Beginn
Depressive Episode, anhaltend
Depressive Episode mit Melancholie

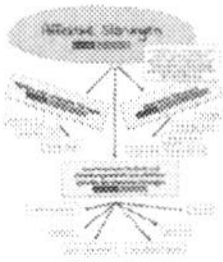

# Bipolare oder verwandte Störungen

## MANISCHE, GEMISCHTE ODER HYPOMANISCHE EPISODEN ODER SYMPTOME, MIT DEPRESSIVEN EPISODEN ABWECHSELND

- ICD-11: 6A60-6A6Z
- ICD-10: F31, F34.0

### CHARAKTERISTIKA

Hauptmerkmale sind manische, gemischte oder hypomanische Episoden die sich mit depressiven Episoden abwechseln.

* * *

### BIPOLARE STÖRUNG TYP I

- ICD-11: 6A60
- ICD-10: F31

## CHARAKTERISTIKA

Hauptmerkmal sind eine oder mehrere manische oder gemischte Episoden, die sich im Verlauf der Erkrankung mit depressiven Episoden abwechseln.

Die veränderten Stimmungszustände (depressiv, dysphorisch, euphorisch oder expansiv) müssen die meiste Zeit des Tages, fast jeden Tag, während eines Zeitraums von mindestens zwei Wochen vorhanden sein (Ausnahme: Verkürzung durch Behandlungsmaßnahme).

## AUSGESCHLOSSENE BEFUNDE

- Zyklothymie 6A62 [ICD-10: F34.0]
- Bipolare Störung Typ II 6A61 [ICD-10: F31]

## UNTERTEILUNG

- 6A60.0 Bipolare Störung Typ I, gegenwärtig manische Episode, ohne psychotische Symptome (keine Wahnvorstellungen oder Halluzinationen)
- 6A60.1 Bipolare Störung Typ I, gegenwärtig manische Episode, mit psychotischen Symptomen (mit Wahnvorstellungen oder Halluzinationen)
- 6A60.2 Bipolare Störung Typ I, gegenwärtig hypomanische Episode (mehrtägige leichte Stimmungsaufhellung)
- 6A60.3 Bipolare Störung Typ I, gegenwärtig depressive Episode, leichtgradig
- 6A60.4 Bipolare Störung Typ I, gegenwärtig depressive Episode, mittelgradig, ohne psychotische Symptome
- 6A60.5 Bipolare Störung Typ I, gegenwärtig depressive Episode, mittelgradig, mit psychotischen Symptomen

- 6A60.6 Bipolare Störung Typ I, gegenwärtig depressive Episode, schwergradig, ohne psychotische Symptome
- 6A60.7 Bipolare Störung Typ I, gegenwärtig depressive Episode, schwergradig mit psychotischen Symptomen
- 6A60.8 Bipolare Störung Typ I, gegenwärtig depressive Episode, Schweregrad nicht näher bezeichnet
- 6A60.9 Bipolare Störung Typ I, gegenwärtig gemischte Episode, ohne psychotische Symptome
- 6A60.A Bipolare Störung Typ I, gegenwärtig gemischte Episode, mit psychotischen Symptomen
- 6A60.B Bipolare Störung Typ I, gegenwärtig in Teilremission, letzte Episode manisch oder hypomanisch
- 6A60.C Bipolare Störung Typ I, gegenwärtig in Teilremission, letzte Episode depressiv
- 6A60.D Bipolare Störung Typ I, gegenwärtig in Teilremission, letzte Episode gemischt
- 6A60.E Bipolare Störung Typ I, gegenwärtig in Teilremission, letzte Episode nicht näher bezeichnet
- 6A60.F Bipolare Störung Typ I, gegenwärtig in Vollremission

* * *

## BIPOLARE STÖRUNG TYP II

- ICD-11: 6A61
- ICD-10: F31

### CHARAKTERISTIKA

Hauptmerkmal sind eine oder mehrere hypomanische Episoden und mindestens eine depressive Episode.

## UNTERTEILUNG

- 6A61.0 Bipolare Störung Typ II, gegenwärtig hypomanische Episode
- 6A61.1 Bipolare Störung Typ II, gegenwärtig depressive Episode, leichtgradig
- 6A61.2 Bipolare Störung Typ II, gegenwärtig depressive Episode, mittelgradig, ohne psychotische Symptome
- 6A61.3 Bipolare Störung Typ II, gegenwärtig depressive Episode, mittelgradig, mit psychotischen Symptomen
- 6A61.4 Bipolare Störung Typ II, gegenwärtig depressive Episode, schwergradig, ohne psychotische Symptome
- 6A61.5 Bipolare Störung Typ II, gegenwärtig depressive Episode, schwergradig mit psychotischen Symptomen
- 6A61.6 Bipolare Störung Typ II, gegenwärtig depressive Episode, Schweregrad nicht näher bezeichnet
- 6A61.7 Bipolare Störung Typ II, gegenwärtig in Teilremission, letzte Episode hypomanisch
- 6A61.8 Bipolare Störung Typ II, gegenwärtig in Teilremission, letzte Episode depressiv
- 6A61.9 Bipolare Störung Typ II, gegenwärtig in Teilremission, letzte Episode nicht näher bezeichnet
- 6A61.A Bipolare Störung Typ II, gegenwärtig in Vollremission

* * *

## ZYKLOTHYME STÖRUNG

- ICD-11: 6A62
- ICD-10: F34.0

## CHARAKTERISTIK

Ausprägung ist eine Stimmungsinstabilität über einen Zeitraum von mindestens zwei Jahren mit hypomanischen (z. B. Euphorie, Reizbarkeit oder Expansivität, psychomotorische Aktivierung) und depressiven (z. B. Niedergeschlagenheit, vermindertes Interesse an Aktivitäten, Müdigkeit) Symptomen.

## ZUGEORDNETE BEFUNDE

- Zykloide Persönlichkeit
- Zyklothyme Persönlichkeit

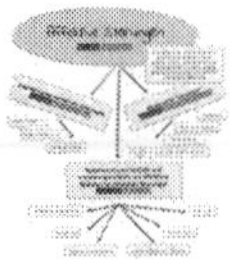

# Depressive Störungen

## DEPRESSIVE STIMMUNG ODER FREUDLOSIGKEIT

- ICD-11: 6A70-6A7Z
- ICD-10: F32, F33, F34.1

### CHARAKTERISTIKA

Ausprägung ist eine depressive Stimmung (z. B. traurig, reizbar, leer) oder Freudlosigkeit. Begleitend treten kognitive, verhaltensbezogene oder neurovegetative Symptome auf und die Funktionsfähigkeit des Betroffenen ist deutlich beeinträchtigt.

### ANDERENORTS KLASSIFIZIERT

- Prämenstruelle dysphorische Störung
  GA34.41 [ICD-10: N94]

* * *

## EINZELNE DEPRESSIVE EPISODE

- ICD-11: 6A70
- ICD-10: F32

### CHARAKTERISTIKA

Hauptmerkmal ist eine depressive Störung, die erstmals aufgetreten ist.

### AUSGESCHLOSSENE BEFUNDE

- Rezidivierende depressive Störung 6A71 [ICD-10: F33]
- Anpassungsstörung 6B43 [ICD-10: F43.2]
- Bipolare oder verwandte Störungen 6A60-6A6Z [ICD-10: F31.-]

### UNTERTEILUNG

- 6A70.0 Einzelne depressive Episode, leichtgradig
- 6A70.1 Einzelne depressive Episode, mittelgradig, ohne psychotische Symptome
- 6A70.2 Einzelne depressive Episode, mittelgradig, mit psychotischen Symptomen
- 6A70.3 Einzelne depressive Episode, schwergradig, ohne psychotische Symptome
- 6A70.4 Einzelne depressive Episode, schwergradig, mit psychotischen Symptomen
- 6A70.5 Einzelne depressive Episode, Schweregrad nicht näher bezeichnet

- 6A70.6 Einzelne depressive Episode, gegenwärtig in Teilremission
- 6A70.7 Einzelne depressive Episode, gegenwärtig in Vollremission

* * *

## REZIDIVIERENDE DEPRESSIVE STÖRUNG

- ICD-11: 6A71
- ICD-10: F33

## CHARAKTERISTIKA

Hauptmerkmal ist eine depressive Störung in der Vergangenheit und Wiederauftreten oder mindestens zwei depressive Episoden im Abstand von mindestens mehreren Monaten.

## ZUGEORDNETE BEFUNDE

- Saisonale depressive Störung (SAD)

## AUSGESCHLOSSENE BEFUNDE

- Anpassungsstörung 6B43 [ICD-10: F43.2]
- Bipolare oder verwandte Störungen 6A60-6A6Z [ICD-10: F31
- Einzelne depressive Episode 6A70 ICD-10: F32

## UNTERTEILUNG

- 6A71.0 Rezidivierende depressive Störung, gegenwärtig leichtgradige Episode
- 6A71.1 Rezidivierende depressive Störung, gegenwärtig mittelgradige Episode, ohne psychotische Symptome
- 6A71.2 Rezidivierende depressive Störung, gegenwärtig mittelgradige Episode, mit psychotischen Symptomen
- 6A71.3 Rezidivierende depressive Störung, gegenwärtig schwergradige Episode, ohne psychotische Symptome
- 6A71.4 Rezidivierende depressive Störung, gegenwärtig schwergradige Episode, mit psychotischen Symptomen
- 6A71.5 Rezidivierende depressive Störung, gegenwärtige Episode, Schweregrad nicht näher bezeichnet
- 6A71.6 Rezidivierende depressive Störung, gegenwärtig in Teilremission
- 6A71.7 Rezidivierende depressive Störung, gegenwärtig in Vollremission

* * *

## DYSTHYME STÖRUNG

- ICD-11: 6A72
- ICD-10: F34.1

## CHARAKTERISTIKA

Ausprägung ist eine anhaltend depressive Stimmung über 2 Jahre oder länger am größten Teil des Tages und an vielen Tagen. Bei Kindern und Jugendlichen kann sich das als durchdringende Reizbarkeit äußern. Begleitend treten deutlich vermindertes Interesse oder Vergnügen an Aktivitäten, verminderte Konzentration und

Aufmerksamkeit oder Unentschlossenheit, geringes Selbstwertgefühl oder übermäßige oder unangemessene Schuldgefühle, Hoffnungslosigkeit in Bezug auf die Zukunft, Schlafstörungen oder vermehrter Schlaf, verminderter oder vermehrter Appetit oder geringe Energie oder Müdigkeit auf.

## ZUGEORDNETE BEFUNDE

• Dysthymie

## AUSGESCHLOSSENE BEFUNDE

- Angstdepression (leichtgradig oder nicht anhaltend) 6A73 [ICD-10: F41.2]

* * *

## GEMISCHTE DEPRESSIVE STÖRUNG UND ANGSTSTÖRUNG

- ICD-11: 6A73
- ICD-10: F41.2

## CHARAKTERISTIKA

Ausprägung sowohl von Angstsymptomen[1] als auch Depressionen über einen Zeitraum von mindestens zwei Wochen an mehreren Tagen.

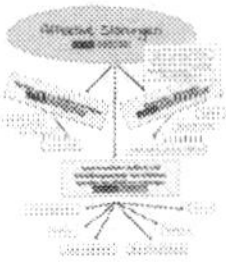

# Symptomatische Verläufe und Erkrankungsverläufe von affektiven Episoden bei affektiven Störungen

BESCHREIBUNG DER PRÄSENTATION UND MERKMALEN VON STIMMUNGSEPISODEN

- ICD-11: 6A80
- ICD-10: F30.9

## CHARAKTERISTIKA

Ausprägung der Verläufe von Stimmungsepisoden.

## ANDERENORTS KLASSIFIZIERT

- Psychische Störungen oder Verhaltensstörungen in Zusammenhang mit Schwangerschaft, Geburt oder Wochenbett, ohne psychotische Symptome 6E20 [ICD-10: F53.0]
- Psychische Störungen oder Verhaltensstörungen in Zusammenhang mit Schwangerschaft, Geburt oder Wochenbett, mit psychotischen Symptomen 6E21 [ICD-10: F53.1]

## KODIERHINWEISE UND WEITERE INFORMATIONEN

Diese Kategorien sollten niemals in der primären Codierung verwendet, sondern als ergänzende oder zusätzliche Codes genutzt werden um das Vorhandensein von Stimmungsepisoden bei Stimmungsstörungen zu kennzeichnen.

## UNTERTEILUNG

- 6A80.0 Ausgeprägte Angstsymptome[1] bei affektiven Episoden
- 6A80.1 Panikattacken[2] bei affektiven Episoden
- 6A80.2 Gegenwärtige depressive Episode, anhaltend (kontinuierlich mindestens in den letzten zwei Jahren)
- 6A80.3 Gegenwärtig depressive Episode mit Melancholie[3]
- 6A80.4 Saisonaler Beginn[4] einer affektiven Episode
- 6A80.5 Rapid Cycling[5]

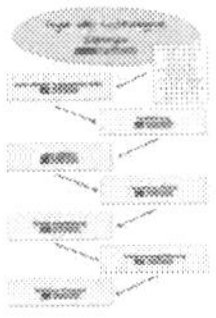

# Kapitel Fünf

## ANGST- ODER FURCHTBEZOGENE STÖRUNGEN

- ICD-11: 6B00-6B0Z
- ICD-10: F40, F41, F93.0, F94.0

## CHARAKTERISTIKA

Ausprägungen sind übermäßige Furcht[1] und Angst[2] und damit verbundene Verhaltensstörungen.

## ANDERENORTS KLASSIFIZIERT

- Substanzinduzierte Angststörungen
- Hypochondrie 6B23 [ICD-10: F45.2]
- Sekundäres Angstsyndrom 6E63 [ICD-10: F06.4]

# Angst- oder furchtbezogene Störungen

6B00-6B0Z ICD-10: F40.-, F41.-

übermaßige Furcht und Angst und damit verbundene Verhaltensstörungen mit Symptomen, die so schwerwiegend sind, dass sie zu erheblichem Leid oder erheblichen Beeinträchtigungen in persönlichen, familiären, sozialen, schulischen, beruflichen oder anderen wichtigen Funktionsbereichen führen

**Generalisierte Angststörung (GAS)**
6B00 ICD-10: F41.1

**Panikstörung**
6B01 ICD-10: F41.0

**Agoraphobie**
6B02 ICD-10: F40.0

**Spezifische Phobie**
6B03 ICD-10: F40.2

**Soziale Angststörung**
6B04 ICD-10: F40.1

**Trennungsangststörung**
6B05 ICD-10: F93.0

**Selektiver Mutismus**
6B06 ICD-10: F94.0

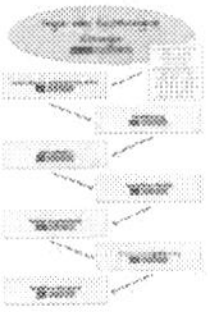

# Generalisierte Angststörung

## AUSGEPRÄGTE ANGSTSYMPTOME ÜBER MEHRERE MONATE

- ICD-11: 6B00
- ICD-10: F41.1

### CHARAKTERISTIKA

Hauptmerkmal sind Angstsymptome mindestens mehrere Monate lang an mehr als einem Tag. Diese zeigen sich entweder in allgemeiner Besorgnis[1] oder in übermäßiger Besorgnis, die sich auf mehrere alltägliche Ereignisse[2] konzentriert. Sie treten zusammen mit zusätzlichen Symptomen[3] auf.

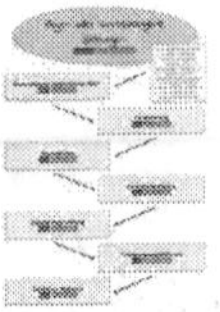

# Panikstörung

## WIEDERKEHRENDE UNERWARTETE PANIKATTACKEN

- ICD-11: 6B01
- ICD-10: F41.0

## CHARAKTERISTIKA

Hauptmerkmal sind wiederkehrende unerwartete Panikattacken[1]. Diese sind nicht auf bestimmte Reize oder Situationen beschränkt. Es kommt zu anhaltender Besorgnis über das Wiederauftreten oder die Bedeutung von Panikattacken oder Verhaltensweisen, die darauf abzielen, das Wiederauftreten zu vermeiden.

## AUSGESCHLOSSENE BEFUNDE

- Panikattacke MB23.H [ICD-10: R46]

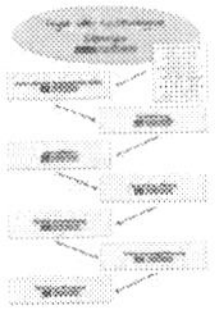

# Agoraphobie

## ANGST VOR SITUATIONEN OHNE FLUCHTMÖGLICHKEITEN

- ICD-11: 6B02
- ICD-10: F40.0

### CHARAKTERISTIKA

Hauptmerkmale sind ausgeprägte und übermäßige Angst oder Beklemmung. Diese treten als Reaktion auf zahlreiche Situationen, in denen die Flucht schwierig sein könnte oder keine Hilfe verfügbar ist[1] auf.

Es besteht eine ständige Angst vor diesen Situationen, insbesondere weil bestimmte negative Folgen[2] befürchtet werden. Die Situationen werden daher aktiv vermieden und nur unter bestimmten Umständen[3] ertragen. Die Symptome halten mindestens mehrere Monate lang an.

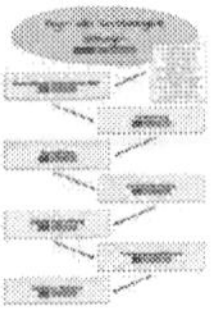

# Spezifische Phobie

## ANGST VOR OBJEKTEN ODER SITUATIONEN

- ICD-11: 6B03
- ICD-10: F40.2

### CHARAKTERISTIKA

Hauptmerkmal ist eine ausgeprägte und übermäßige Furcht oder Angst. Diese tritt immer bei bestimmten Objekten oder Situationen[1] auf und sogar in deren Erwartung. Sie steht in keinem Verhältnis zur tatsächlichen Gefahr. Die phobischen Objekte oder Situationen werden daher gemieden oder aber nur mit intensiver Angst oder Furcht ertragen. Die Symptome halten mindestens mehrere Monate lang an.

### ZUGEORDNETE BEFUNDE

- Einfache Phobie

## AUSGESCHLOSSENE BEFUNDE

- Körperdysmorphe Störung 6B21 [ICD-10: F45.2]
- Hypochondrie 6B23 [ICD-10: F45.2]

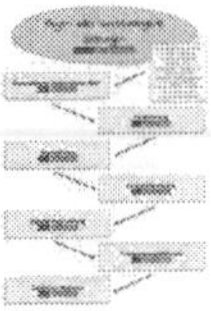

# Soziale Angststörung

## ANGST IN SOZIALEN SITUATIONEN

- ICD-11: 6B04
- ICD-10: F40.1

### CHARAKTERISTIKA

Hauptmerkmal ist eine ausgeprägte und übermäßige Furcht oder Angst. Diese tritt immer wieder in einer oder mehreren sozialen Situationen[1] auf. Der Betroffene ist besorgt von anderen negativ bewertet zu werden. Soziale Situationen werden daher vermieden oder nur mit intensiver Angst oder Furcht ertragen. Die Symptome halten mindestens mehrere Monate lang an.

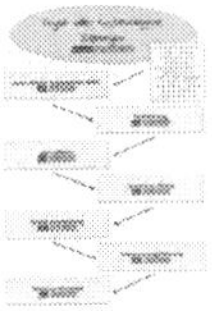

# Trennungsangststörung

ANGST VOR TRENNUNG VON WICHTIGEN PERSONEN

- ICD-11: 6B05
- ICD-10: F93.0

## CHARAKTERISTIKA

Hauptmerkmale sind eine ausgeprägte und übermäßige Furcht oder Angst vor der Trennung[1] von bestimmten Bezugspersonen. Bei Kindern und Jugendlichen konzentriert sich die Trennungsangst typischerweise auf Bezugspersonen, Eltern oder andere Familienmitglieder und geht über das hinaus, was entwicklungsmäßig normal ist. Bei Erwachsenen stehen in der Regel ein Liebespartner oder die Kinder im Mittelpunkt. Die Symptome halten mindestens mehrere Monate lang an.

## AUSGESCHLOSSENE BEFUNDE

- Affektive Störungen 6A60-6A8Z [ICD-10: F30-F39]

- Selektiver Mutismus 6B06 [ICD-10: F94.0]
- Soziale Angststörung 6B04 [ICD-10: F40.1]

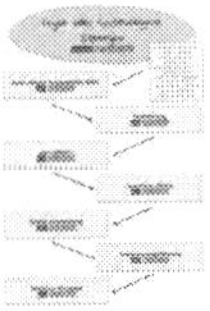

# Selektiver Mutismus

## ANHALTENDE SELEKTIVITÄT BEIM SPRECHEN

- ICD-11: 6B06
- ICD-10: F94.0

### CHARAKTERISTIKA

Hauptmerkmal ist eine anhaltende Selektivität beim Sprechen[1]. Die Störung hält mindestens einen Monat lang an.

### AUSGESCHLOSSENE BEFUNDE

- Schizophrenie 6A20 [ICD-10: F20.-]
- Vorübergehender Mutismus als Teil von Trennungsangst bei jungen Kindern 6B05 [ICD-10: F93.0]
- Autismus-Spektrum-Störung 6A02 [ICD-10: F84.0]

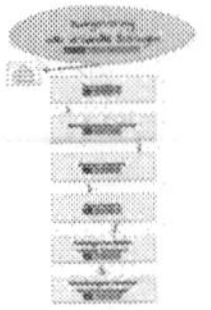

# *Kapitel Sechs*

## ZWANGSSTÖRUNG ODER VERWANDTE STÖRUNGEN

- ICD-11: 6B20-6B2Z
- ICD-10: F42

## CHARAKTERISTIKA

Ausprägung sind sich wiederholende Gedanken und Verhaltensweisen.

## ANDERENORTS KLASSIFIZIERT

- Substanzinduzierte Zwangs- oder verwandte Störungen
- Sekundäres Zwangssyndrom oder verwandte Syndrome 6E64 [ICD-10: F50-F59]
- Tourette-Syndrom 8A05.00 [ICD-10: F95.2]

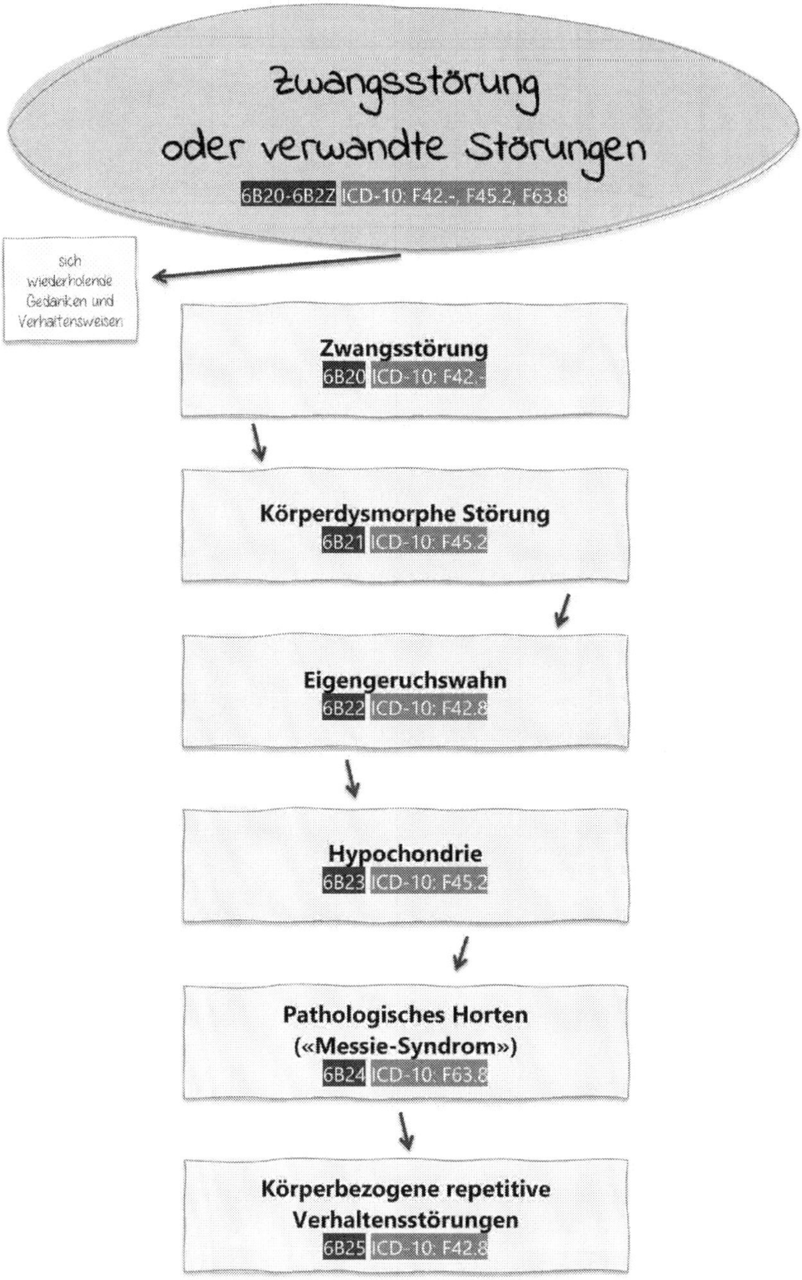
Zwangsstörung oder verwandte Störungen
6B20-6B2Z ICD-10: F42.-, F45.2, F63.8
sich wiederholende Gedanken und Verhaltensweisen
Zwangsstörung
6B20 ICD-10: F42.-
Körperdysmorphe Störung
6B21 ICD-10: F45.2
Eigengeruchswahn
6B22 ICD-10: F42.8
Hypochondrie
6B23 ICD-10: F45.2
Pathologisches Horten («Messie-Syndrom»)
6B24 ICD-10: F63.8
Körperbezogene repetitive Verhaltensstörungen
6B25 ICD-10: F42.8

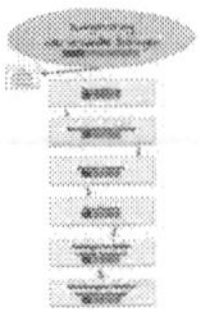

# Zwangsstörung

## ANHALTENDE ZWÄNGEN UND/ODER ZWANGSHANDLUNGEN

- ICD-11: 6B20
- ICD-10: F42

### CHARAKTERISTIKA

Hauptmerkmal sind anhaltende Zwänge[1], Zwangsvorstellungen[2] oder Zwangshandlungen. Diese sind zeitaufwendig und/oder führen zu erheblichem Leidensdruck und deutlichen Beeinträchtigungen.

### ZUGEORDNETE BEFUNDE

- Anankastische Neurose
- Zwangsneurose

### AUSGESCHLOSSENE BEFUNDE

- Zwanghaftes Verhalten MB23.4 [ICD-10: R46]

## UNTERTEILUNG

- 6B20.0 Zwangsstörung mit mittelmäßiger bis guter Krankheitseinsicht[3]
- 6B20.1 Zwangsstörung mit schlechter bis fehlender Krankheitseinsicht[4]

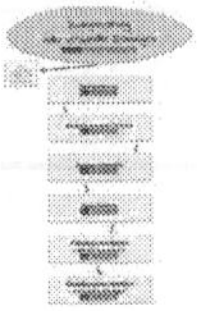

# Körperdysmorphe Störung (KDS)

## VERZERRTE WAHRNEHMUNG DES AUSSEHENS

- ICD-11: 6B21
- ICD-10: F45.2

### CHARAKTERISTIKA

Hauptmerkmal ist eine anhaltende Beschäftigung mit einem oder mehreren wahrgenommenen Mängeln oder Fehlern im Aussehen[1]. Für andere sind diese entweder nicht oder nur geringfügig wahrnehmbar.

### AUSGESCHLOSSENE BEFUNDE

- Anorexia nervosa 6B80 [ICD-10: F50.0]
- Körperstressstörung 6C20 [ICD-10: F45]
- Sorge über körperliches Erscheinungsbild [QD30-QD3Z ICD-10: Z76.8]

## UNTERTEILUNG

- 6B21.0 Körperdysmorphe Störung mit mittelmäßiger bis guter Krankheitseinsicht
- 6B21.1 Körperdysmorphe Störung mit schlechter bis fehlender Krankheitseinsicht

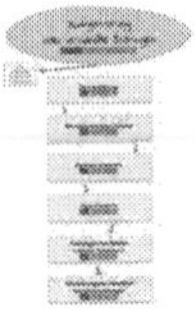

# Eigengeruchswahn

## VERZERRTE WAHRNEHMUNG DES EIGENEN KÖRPERGERUCHS ODER ATEMS

- ICD-11: 6B22
- ICD-10: F42.8

### CHARAKTERISTIKA

Hauptmerkmal ist eine anhaltende Beschäftigung mit der Überzeugung, dass der Betroffene einen als unangenehm oder anstößig empfundenen Körpergeruch oder Atem ausströmt. Dieser ist für andere nicht oder nur wenig wahrnehmbar.

### UNTERTEILUNG

- 6B22.0 Eigengeruchswahn mit mittelmäßiger bis guter Krankheitseinsicht
- 6B22.1 Eigengeruchswahn mit schlechter bis fehlender Krankheitseinsicht

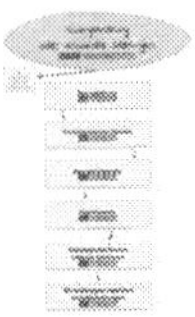

# Hypochondrie

## ÜBERTRIEBENE ANGST VOR KRANKHEITEN

- ICD-11: 6B23
- ICD-10: F45.2

## CHARAKTERISTIKA

Hauptmerkmale sind ständige Sorge oder Angst, eine oder mehrere schwere, fortschreitende oder lebensbedrohliche Krankheiten zu haben.

Die Besorgnis wird begleitet von

1. wiederholten und exzessiven gesundheitsbezogenen Verhaltensweisen[1]
2. maladaptivem Vermeidungsverhalten in Bezug auf die Gesundheit[2]

## ZUGEORDNETE BEFUNDE

- Hypochondrische Neurose
- Krankheitsangst

## AUSGESCHLOSSENE BEFUNDE

- Körperdysmorphe Störung 6B21 [ICD-10: F45.2]
- Körperstressstörung 6C20 [ICD-10: F45]
- Angst vor Krebs MG24.0 [ICD-10: R45.8]

## UNTERTEILUNG

- 6B23.0 Hypochondrie mit mittelmäßiger bis guter Krankheitseinsicht
- 6B23.1 Hypochondrie mit schlechter bis fehlender Krankheitseinsicht

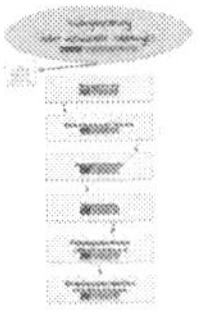

# Pathologisches Horten

## KRANKHAFTE ANHÄUFUNG VON BESITZTÜMERN

- ICD-11: 6B24
- ICD-10: F63.8

## CHARAKTERISTIKA

Hauptmerkmal ist eine Anhäufung von Besitztümern[1]. Diese führt dazu, dass die Wohnräume des Betroffenen so überfüllt sind, dass ihre Nutzung oder Sicherheit beeinträchtigt ist.

## UNTERTEILUNG

- 6B24.0 Pathologisches Horten mit mittelmäßiger bis guter Krankheitseinsicht
- 6B24.1 Pathologisches Horten mit schlechter bis fehlender Krankheitseinsicht

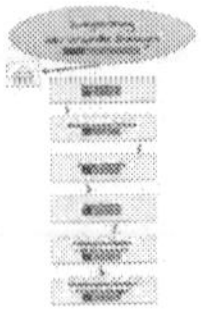

# Körperbezogene repetitive Verhaltensstörungen

WIEDERKEHRENDE ABNORME HANDLUNGEN MIT HAUT & HAAREN

- ICD-11: 6B25
- ICD-10: F42, F45.2, F63.8

## CHARAKTERISTIKA

Hauptmerkmal sind wiederkehrende, gewohnheitsmäßige Handlungen, die sich gegen die Haut und Hautanhangsgebilde richten[1]. Diese werden typischerweise begleitet von erfolglosen Versuchen, das Verhalten zu verringern oder zu beenden und führen zu dermatologischen Folgeerscheinungen[2]. Das Verhalten kann in kurzen, über den Tag verteilten Episoden oder in weniger häufigen, aber länger anhaltenden Perioden auftreten.

* * *

## TRICHOTILLOMANIE

- ICD-11: 6B25.0
- ICD-10: F63.8

## CHARAKTERISTIKA

Hauptmerkmal ist ein wiederholtes Ziehen an den Haaren[3] des Betroffenen. Dies führt in der Folge zu erheblichem Haarausfall und ist begleitet von erfolglosen Versuchen, das Verhalten zu verringern oder zu beenden. Das Haarezupfen kann in kurzen, über den Tag verteilten Episoden oder in weniger häufigen, aber länger anhaltenden Perioden auftreten.

## ZUGEORDNETE BEFUNDE

- Zwanghaftes Haareausreissen

## AUSGESCHLOSSENE BEFUNDE

- Stereotype Bewegungsstörung mit Haareausreissen 6A06 [ICD-10: F98.4]

* * *

## SKIN-PICKING-STÖRUNG

- ICD-11: 6B25.1
- ICD-10: L98.1

## CHARAKTERISTIKA

Hauptmerkmal ist ein wiederholtes Zupfen der eigenen Haut[4]. Dies führt in der Folge zu Hautläsionen und ist begleitet von erfolglosen Versuchen, das Verhalten zu verringern oder zu beenden. Das Zupfen der Haut kann in kurzen, über den Tag verteilten Episoden oder in weniger häufigen, aber länger andauernden Phasen auftreten.

## ZUGEORDNETE BEFUNDE

- Skin-Picking-Störung

## AUSGESCHLOSSENE BEFUNDE

- Stereotype Bewegungsstörung 6A06 [ICD-10: F98.4]
- Akute Exkoriation der Haut ME62.9 [ICD-10: R21]
- Chronische Exkoriation der Haut ME63.7 [ICD-10: L98.9]

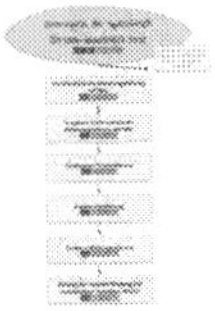

# Kapitel Sieben

## STÖRUNGEN, DIE SPEZIFISCH STRESS-ASSOZIIERT SIND

- ICD-11: 6B40-6B4Z
- ICD-10: F43, F62.0, F94.1, F94.2

### CHARAKTERISTIKA

Hauptmerkmal ist ein direkter Zusammenhang mit einem identifizierbaren Stressor[1].

### AUSGESCHLOSSENE BEFUNDE

- Burnout QD85 [ICD-10: Z73.0]
- Akute Belastungsreaktion QE84 [ICD-10: F43.0]

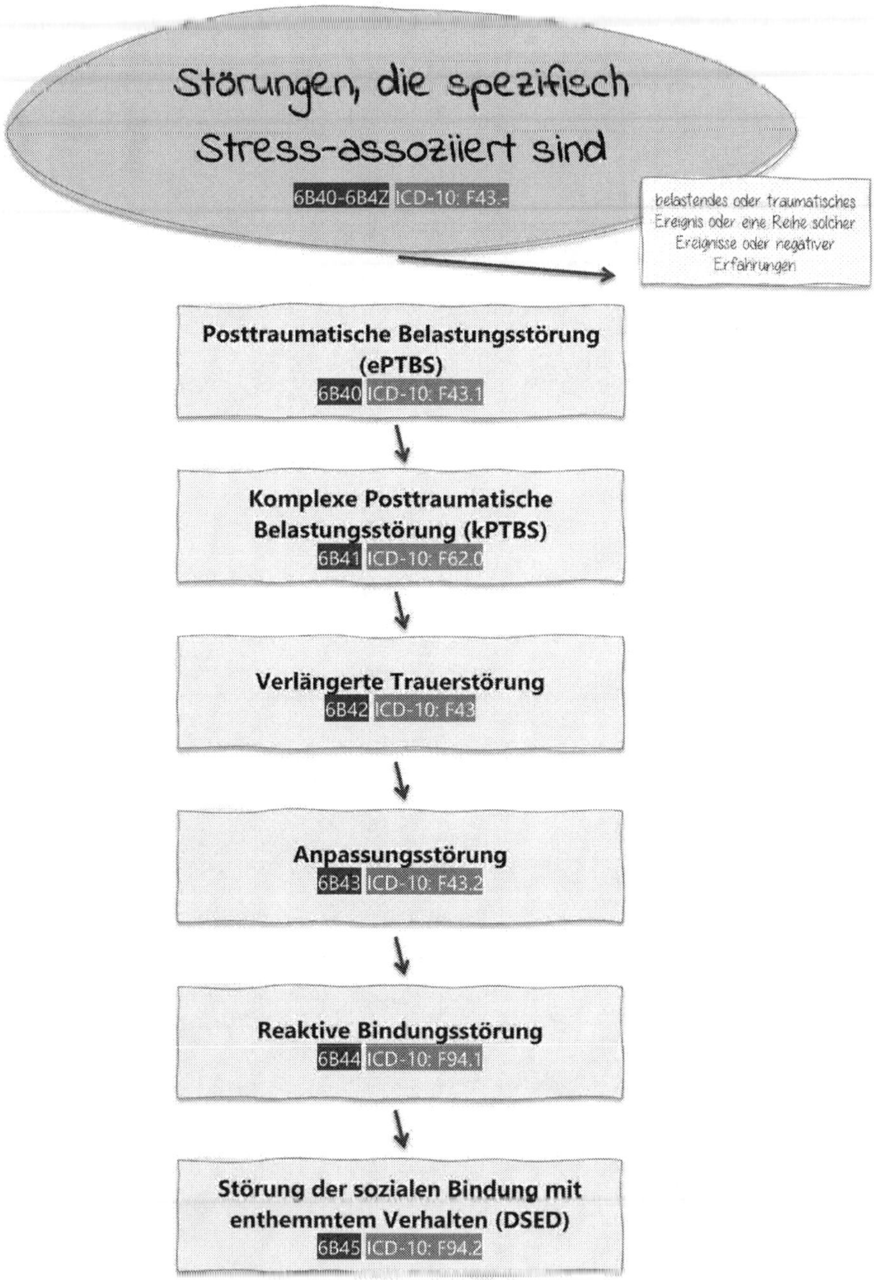
Störungen, die spezifisch Stress-assoziiert sind
6B40-6B4Z ICD-10: F43.-
belastendes oder traumatisches Ereignis oder eine Reihe solcher Ereignisse oder negativer Erfahrungen
Posttraumatische Belastungsstörung (ePTBS)
6B40 ICD-10: F43.1
Komplexe Posttraumatische Belastungsstörung (kPTBS)
6B41 ICD-10: F62.0
Verlängerte Trauerstörung
6B42 ICD-10: F43
Anpassungsstörung
6B43 ICD-10: F43.2
Reaktive Bindungsstörung
6B44 ICD-10: F94.1
Störung der sozialen Bindung mit enthemmtem Verhalten (DSED)
6B45 ICD-10: F94.2

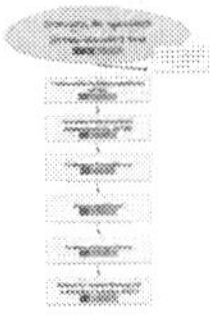

# Posttraumatische Belastungsstörung (PTBS)

REAKTIONEN NACH EXTREM BELASTENDEN EREIGNISSEN

- ICD-11: 6B40
- ICD-10: F43.1

## CHARAKTERISTIKA

Diese Störung entsteht durch ein extrem bedrohliches oder entsetzlichen Ereignis oder einer Reihe von Ereignissen.

Hauptmerkmale sind:

1. Wiedererleben in der Gegenwart[1]
2. Vermeidung von Gedanken und Erinnerungen[2]
3. anhaltende Wahrnehmung einer erhöhten aktuellen Bedrohung[3]

Die Symptome halten mindestens mehrere Wochen lang.

## ZUGEORDNETE BEFUNDE

- Traumatische Neurose

## AUSGESCHLOSSENE BEFUNDE

- Akute Belastungsreaktion QE84 [ICD-10: F43.0]
- Komplexe Posttraumatische Belastungsstörung 6B41 [ICD-10: F62.0]

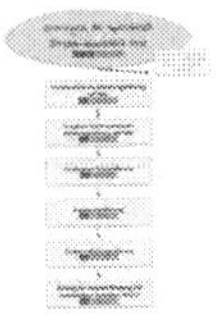

# Komplexe Posttraumatische Belastungsstörung

- ICD-11: 6B41
- ICD-10: F62.0

## CHARAKTERISTIKA

Diese Störung entsteht durch ein Ereignis oder einer Reihe von Ereignissen extrem bedrohlicher oder schrecklicher Natur[1].

Zusätzlich zu den Voraussetzungen für eine PTBS treten auf:

1. Probleme bei der Affektregulierung
2. Überzeugungen über die eigene Person als vermindert, besiegt oder wertlos[2]
3. Schwierigkeiten, Beziehungen aufrechtzuerhalten und sich anderen nahe zu fühlen

## AUSGESCHLOSSENE BEFUNDE

- Posttraumatische Belastungsstörung 6B40 [ICD-10: F43.1]

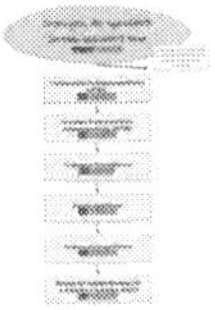

# Verlängerte Trauerstörung

## ANHALTENDE UND TIEFGREIFENDE TRAUERREAKTION

- ICD-11: 6B42
- ICD-10: F43

### CHARAKTERISTIKA

Hauptmerkmal ist eine anhaltende und tiefgreifende Trauerreaktion nach dem Tod eines Partners, eines Elternteils, eines Kindes oder einer anderen Person, die den Hinterbliebenen nahe stand. Diese ist durch Sehnsucht nach dem Verstorbenen oder anhaltende Beschäftigung mit dem Verstorbenen gekennzeichnet und wird begleitet von intensivem emotionalem Schmerz[1]. Die Trauerreaktion hält hat über einen atypisch langen Zeitraum[2] nach dem Verlust an.

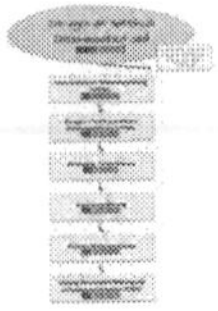

# Anpassungsstörung

## MALADAPTIVE REAKTION/EN AUF STRESSOREN

- ICD-11: 6B43
- ICD-10: F43.2

## CHARAKTERISTIKA

Hauptmerkmal ist eine maladaptive Reaktion auf einen identifizierbaren psychosozialen Stressor oder mehrere Stressoren[1]. Die Symptome treten normalerweise innerhalb eines Monats nach dem Stressor auf.

## AUSGESCHLOSSENE BEFUNDE

- Trennungsangst in der Kindheit 6B05 [ICD-10: F93.0]
- Rezidivierende depressive Störung 6A71 [ICD-10: F33]
- Einzelne depressive Episode 6A70 [ICD-10: F32]

- Verlängerte Trauerstörung 6B42 [ICD-10: F43]
- Unkomplizierter Trauerfall QE62 [ICD-10: Z00-Z99]
- Burnout QD85 [ICD-10: Z73.0]
- Akute Belastungsreaktion QE84 [ICD-10: F43.0]

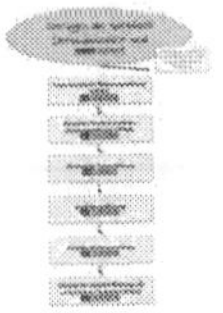

# Reaktive Bindungsstörung

## STARK ABNORMES BINDUNGSVERHALTEN

- ICD-11: 6B44
- ICD-10: F94.1

### CHARAKTERISTIKA

Hauptmerkmal ist ein stark abnormes Bindungsverhalten in der frühen Kindheit[1]. Dieses tritt im Zusammenhang mit grob unangemessener Kinderbetreuung[2] auf.

Die reaktive Bindungsstörung kann nur bei Kindern diagnostiziert werden. Die Merkmale der Störung entwickeln sich in den ersten 5 Lebensjahren. Die Störung kann jedoch nicht vor dem Alter von 1 Jahr oder einem Entwicklungsalter von weniger als 9 Monaten diagnostiziert werden.

### AUSGESCHLOSSENE BEFUNDE

- Asperger-Syndrom 6A02 [ICD-10: F84.0]
- Bindungsstörung des Kindesalters mit Enthemmung 6B45 [ICD-10: F94.2]

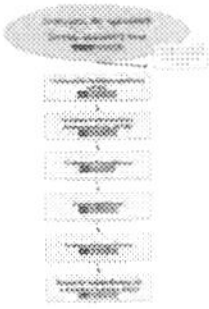

# Störung der sozialen Bindung mit enthemmtem Verhalten

## STARK ABNORMALES SOZIALES VERHALTEN

- ICD-11: 6B45
- ICD-10: F94.2

### CHARAKTERISTIKA

Hauptmerkmal ist ein stark abnormales soziales Verhalten[1]. Dieses tritt im Zusammenhang mit grob unzureichender Kinderbetreuung[2] auf.

Eine Störung des enthemmten sozialen Engagements kann nur bei Kindern diagnostiziert werden, und die Merkmale der Störung entwickeln sich innerhalb der ersten 5 Lebensjahre. Die Störung kann jedoch nicht vor dem Alter von 1 Jahr oder einem Entwicklungsalter von weniger als 9 Monaten diagnostiziert werden.

### AUSGESCHLOSSENE BEFUNDE

- Asperger-Syndrom 6A02 [ICD-10: F84.0]
- Anpassungsstörung 6B43 [ICD-10: F43.2]

- Aufmerksamkeitsdefizit- und Hyperaktivitätsstörung [ADHS] 6A05 [ICD-10: F90.-]
- Reaktive Bindungsstörung des Kindesalters 6B44 [ICD-10: F94.1]

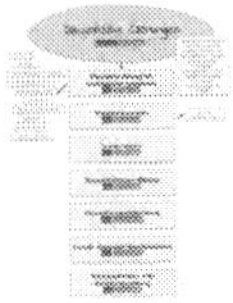

# Kapitel Acht

## DISSOZIATIVE STÖRUNGEN

- ICD-11: 6B60-6B6Z
- ICD-10: F44

## CHARAKTERISTIKA

Hauptmerkmale sind eine unwillkürliche Unterbrechung oder Diskontinuität der normalen Integration eines oder mehrerer der folgenden Bereiche: Identität, Empfindungen, Wahrnehmungen, Affekte, Gedanken, Erinnerungen, Kontrolle über Körperbewegungen oder Verhalten. Die Unterbrechung oder Diskontinuität kann vollständig sein, ist aber häufiger partiell und kann von Tag zu Tag oder sogar von Stunde zu Stunde variieren.

## ANDERENORTS KLASSIFIZIERT

- Sekundäres dissoziatives Syndrom 6E65 [ICD-10: F06.5]

# Dissoziative Störungen

6B60-6B6Z ICD-10: F44.-

unwillkürliche Unterbrechung oder Diskontinuität der normalen Integration eines oder mehrerer der folgenden Bereiche: Identität, Empfindungen, Wahrnehmungen, Affekte, Gedanken, Erinnerungen, Kontrolle über Körperbewegungen oder Verhalten

## Dissoziative Störung mit neurologischen Symptomen

6B60 ICD-10: F48.9

- Sehstörung
- Hörstörung
- Schwindel/Benommenheitsgefühl
- Sonstige sensorische Störung
- Nichtepileptischer Anfall
- Sprechstörung
- Parese oder Muskelschwäche
- Gangstörung
- Bewegungsstörung
- Kognitive Symptome

## Dissoziative Amnesie

6B61 ICD-10: F44.0

mit/ohne dissoziative/r Fugue

## Trance-Störung

6B62 ICD-10: F44.3

## Besessenheitstrance-Störung

6B63 ICD-10: F44.3

## Dissoziative Identitätsstörung

6B64 ICD-10: F44.81

## Partielle dissoziative Identitätsstörung

6B65 ICD-10: F44.81

## Depersonalisations- oder Derealisationsstörung

6B66 ICD-10: F48.1

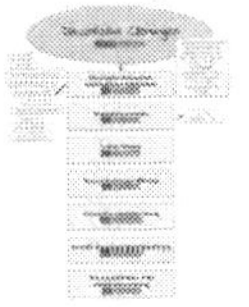

# Dissoziative Störung mit neurologischen Symptomen

## AUFTRETEN MOTORISCHER, SENSORISCHER ODER KOGNITIVER SYMPTOME

- ICD-11: 6B60
- ICD-10: F48.9

## CHARAKTERISTIKA

Hauptmerkmal ist das Auftreten motorischer, sensorischer oder kognitiver Symptome.

## AUSGESCHLOSSENE BEFUNDE

- Artifizielle Störungen 6D50-6D5Z [ICD-10: F68.1]

## UNTERTEILUNG

- 6B60.0 Dissoziative Störung mit neurologischen Symptomen: Sehstörung[1]
- 6B60.1 Dissoziative Störung mit neurologischen Symptomen: Hörstörung[2]

- 6B60.2 Dissoziative Störung mit neurologischen Symptomen: Schwindel oder Benommenheitsgefühl[3]
- 6B60.3 Dissoziative Störung mit neurologischen Symptomen: sonstige sensorische Störung[4]
- 6B60.4 Dissoziative Störung mit neurologischen Symptomen: nichtepileptischer Anfall[5]
- 6B60.5 Dissoziative Störung mit neurologischen Symptomen: Sprechstörung[6]
- 6B60.6 Dissoziative Störung mit neurologischen Symptomen: Parese oder Muskelschwäche[7]
- 6B60.7 Dissoziative Störung mit neurologischen Symptomen: Gangstörung[8]
- 6B60.8 Dissoziative Störung mit neurologischen Symptomen: Bewegungsstörung[9]
- 6B60.9 Dissoziative Störung mit neurologischen Symptomen: Kognitive Symptome[10]

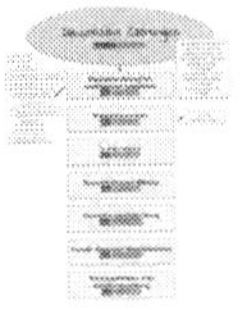

# Dissoziative Amnesie

## DEFIZITE ERINNERUNGEN ABZURUFEN

- ICD-11: 6B61
- ICD-10: F44.0

## CHARAKTERISTIKA

Hauptmerkmal ist die Unfähigkeit, wichtige autobiografische Erinnerungen[1] abzurufen. Dies ist nicht mit einem normalen Vergessen vereinbar.

## AUSGESCHLOSSENE BEFUNDE

- Amnesie o.n.A. MB21.1 [ICD-10: R41]
- Amnestische Störung durch Alkohol 6D72.10 [ICD-10: F10.6]
- Anterograde Amnesie MB21.10 [ICD-10: R41.1]
- Retrograde Amnesie MB21.11 [ICD-10: R41.2]
- Nichtalkoholbedingtes organisch-amnestisches Syndrom 6D72.0 [ICD-10: F04]

- Postiktale Amnesie bei Epilepsie 8A60-8A6Z [ICD-10: G40]

## UNTERTEILUNG

- 6B61.0 Dissoziative Amnesie mit dissoziativer Fugue[2]
- 6B61.1 Dissoziative Amnesie ohne dissoziative Fugue[3]

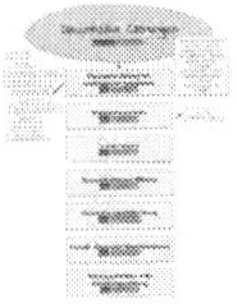

# Trance-Störung

## VERÄNDERUNG DES BEWUSSTSEINSZUSTANDES

- ICD-11: 6B62
- ICD-10: F44.3

### CHARAKTERISTIKA

Hauptmerkmale sind Trance-Zustände in denen es zu einer deutlichen Veränderung des Bewusstseinszustandes oder einem Verlust des gewohnten Gefühls der persönlichen Identität kommt[1].

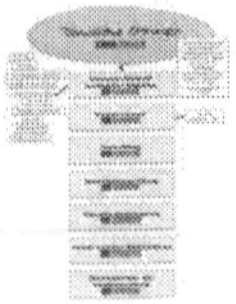

# Besessenheitstrance-Störung

## TRANCEZUSTÄNDE MIT EXTERNER «BESITZERGREIFENDER» IDENTITÄT

- ICD-11: 6B63
- ICD-10: F44.3

## CHARAKTERISTIKA

Hauptmerkmal sind immer wieder auftretende[1] Trancezustände in denen der Bewusstseinszustand der Person deutlich verändert ist. Das gewohnte Gefühl der persönlichen Identität wird durch eine externe, «besitzergreifende» Identität ersetzt wird. Das Verhalten oder die Bewegungen der Person werden als vom besitzergreifenden Agens kontrolliert erlebt.

## AUSGESCHLOSSENE BEFUNDE

- Schizophrenie 6A20 [ICD-10: F20]
- Störungen durch sonstige näher bezeichnete psychoaktive Substanzen, einschliesslich Medikamente 6C4E [ICD-10: F19.9]

- Akute vorübergehende psychotische Störung 6A23 [ICD-10: F23]
- Sekundäre Persönlichkeitsänderung 6E68 [ICD-10: F50-F59]

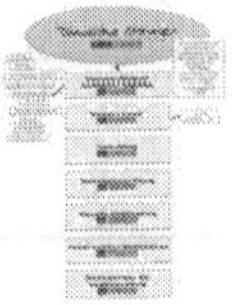

# Dissoziative Identitätsstörung

## IDENTITÄTSSTÖRUNG MIT VERSCHIEDENEN PERSÖNLICHKEITSZUSTÄNDEN

- ICD-11: 6B64
- ICD-10: F44.81

## CHARAKTERISTIKA

Hauptmerkmal ist eine Identitätsstörung bei der zwei oder mehr verschiedene Persönlichkeitszustände[1] vorliegen. Diese gehen mit deutlichen Unterbrechungen des Selbst- und Handlungsgefühls einher.

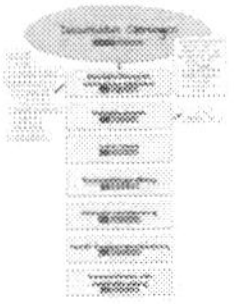

# Partielle dissoziative Identitätsstörung

## NICHT REGELMÄSSIGE IDENTITÄTSSTÖRUNG

- ICD-11: 6B65
- ICD-10: F44.81

## CHARAKTERISTIKA

Hauptmerkmal ist eine Identitätsstörung bei der die nicht-dominanten Persönlichkeitszustände nicht regelmäßig[1] die Kontrolle über das Bewusstsein und die Funktionsweise der Person übernehmen.

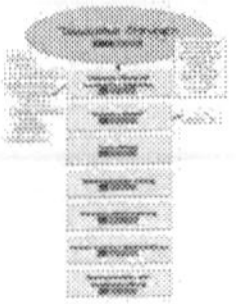

# Depersonalisations- oder Derealisationsstörung

## ENTFREMDUNG ZUR PERSON UND/ODER UMWELT

- ICD-11: 6B66
- ICD-10: F48.1

### CHARAKTERISTIKA

Hauptmerkmale sind anhaltende oder wiederkehrende Erfahrungen von Entfremdungserleben[1] zur Person, zur Umwelt oder beidem.

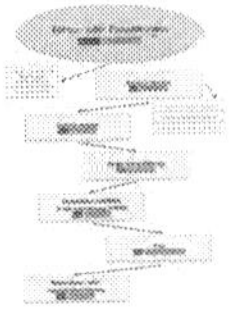

# Kapitel Neun

## FÜTTER- ODER ESSSTÖRUNGEN

- ICD-11: 6B80-6B8Z
- ICD-10: F50, F98.2

### CHARAKTERISTIKA

Hauptmerkmal ist ein abnormes Ess- oder Fütterverhalten[1].

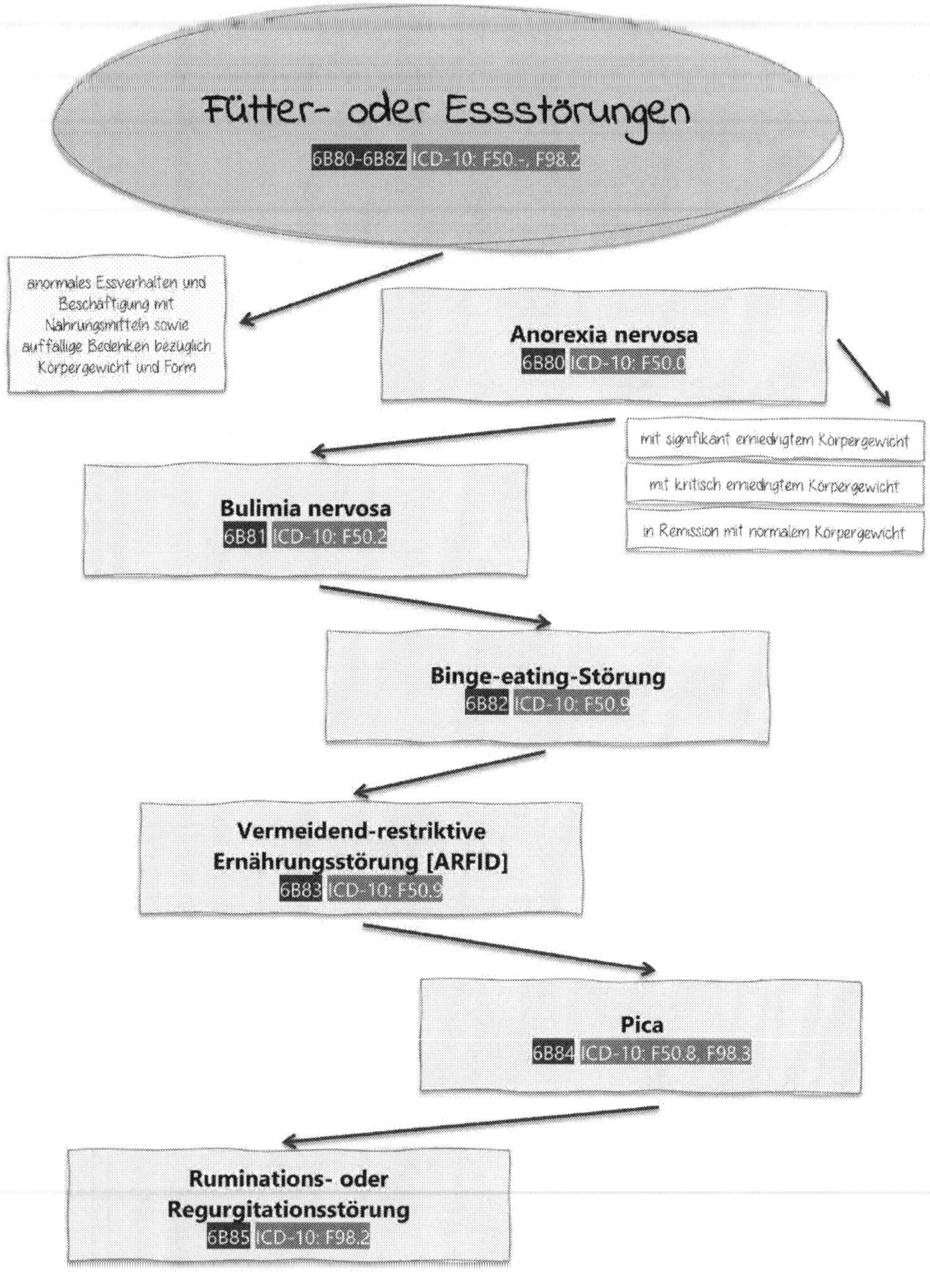
Fütter- oder Essstörungen
6B80-6B8Z ICD-10: F50.-, F98.2
anormales Essverhalten und Beschäftigung mit Nahrungsmitteln sowie auffällige Bedenken bezüglich Körpergewicht und Form
Anorexia nervosa
6B80 ICD-10: F50.0
mit signifikant erniedrigtem Körpergewicht
mit kritisch erniedrigtem Körpergewicht
in Remission mit normalem Körpergewicht
Bulimia nervosa
6B81 ICD-10: F50.2
Binge-eating-Störung
6B82 ICD-10: F50.9
Vermeidend-restriktive Ernährungsstörung [ARFID]
6B83 ICD-10: F50.9
Pica
6B84 ICD-10: F50.8, F98.3
Ruminations- oder Regurgitationsstörung
6B85 ICD-10: F98.2

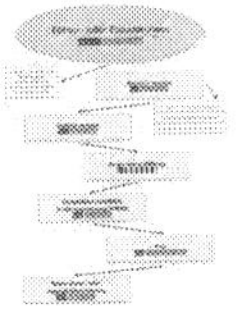

# Anorexia nervosa

## ABNORM NIEDRIGES KÖRPERGEWICHT UND ANGST VOR GEWICHTSZUNAHME

- ICD-11: 6B80
- ICD-10: F50.0

## CHARAKTERISTIKA

Hauptmerkmal ist ein für die Körpergröße, das Alter und den Entwicklungsstand des Betroffenen signifikant niedriges Körpergewicht. Schwellenwert ist ein Body-Mass-Index (BMI) von weniger als 18,5 $kg/m^2$ bei Erwachsenen.

Zusätzlich besteht ein anhaltendes Verhaltensmuster das die Wiederherstellung des Normalgewichts verhindern soll. Hierzu zählen Verhaltensweisen, die auf eine Verringerung der Energiezufuhr abzielen[1], Reinigungsverhalten[2] und Verhaltensweisen, die auf eine Erhöhung des Energieverbrauchs abzielen[3]. Diese sind typischerweise verbunden mit der Angst vor einer Gewichtszunahme verbunden. Ein niedriges Körpergewicht oder eine schlanke Körperform stehen im Mittelpunkt der Selbsteinschätzung der Person.

## UNTERTEILUNG

- **6B80.0 Anorexia nervosa mit signifikant erniedrigtem Körpergewicht**
- **6B80.00 restriktives Verhaltensmuster**
- ⇨ 6B80.01 Purging Verhaltensmuster
- **6B80.1 Anorexia nervosa mit kritisch erniedrigtem Körpergewicht**
- ⇨ 6B80.10 restriktives Verhaltensmuster
- ⇨ 6B80.11 Binge-Purging Verhaltensmuster
- **6B80.2 Anorexia nervosa in Remission mit normalem Körpergewicht**

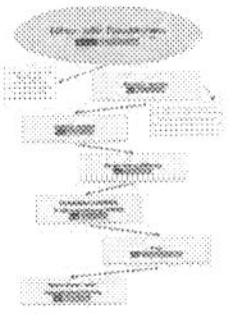

# Bulimia nervosa

## HÄUFIGE, WIEDERKEHRENDE ESSANFÄLLE MIT KOMPENSATORISCHEN VERHALTENSWEISEN

- ICD-11: 6B81
- ICD-10: F50.2

## CHARAKTERISTIKA

Hauptmerkmal sind häufige, wiederkehrende Essanfälle[1]. Es wird die subjektive Kontrolle über das Essen verloren, deutlich mehr gegessen oder anders als gewöhnlich und sich nicht in der Lage gefühlt, mit dem Essen aufzuhören oder die Art oder Menge der verzehrten Lebensmittel zu begrenzen. Der Betroffene macht sich Gedanken über seine Körperform oder sein Gewicht, was die Selbsteinschätzung stark beeinflusst. Es besteht ein ausgeprägter Leidensdruck in Bezug auf das Essverhalten und unangemessenes kompensatorisches Verhalten.

## AUSGESCHLOSSENE BEFUNDE

- Binge-Eating-Störung 6B82 [ICD-10: F50.9]

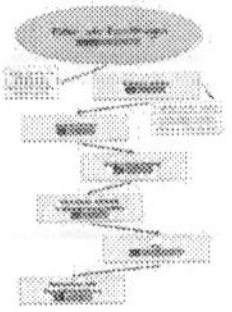

# Binge-eating-Störung (BES)

## HÄUFIGE, WIEDERKEHRENDE EPISODEN VON ESSANFÄLLEN

- ICD-11: 6B82
- ICD-10: F50.9

### CHARAKTERISTIKA

Hauptmerkmal sind häufige, wiederkehrende Episoden von Essanfällen. Die Betroffenen verlieren subjektiv die Kontrolle über das Essen, essen deutlich mehr oder anders als gewöhnlich und fühlen sich nicht in der Lage, mit dem Essen aufzuhören oder die Art oder Menge der verzehrten Lebensmittel zu begrenzen. Binge Eating wird als sehr belastend empfunden und oft von negativen Gefühlen wie Schuld oder Ekel begleitet. Anders als bei Bulimia nervosa folgen auf die Essanfälle jedoch nicht regelmäßig unangemessene kompensatorische Verhaltensweisen, die eine Gewichtszunahme verhindern sollen[1]. Aufgrund der Essanfälle besteht ein ausgeprägter Leidensdruck.

## AUSGESCHLOSSENE BEFUNDE

- Bulimia nervosa 6B81 [ICD-10: F50.2]

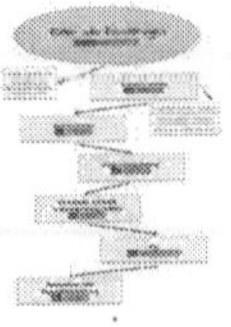

# Vermeidend-restriktive Ernährungsstörung [ARFID]

## VERMEIDUNG ODER EINSCHRÄNKUNG DER NAHRUNGSAUFNAHME

- ICD-11: 6B83
- ICD-10: F50.9

### CHARAKTERISTIKA

Hauptmerkmale sind Vermeidung oder Einschränkung der Nahrungsaufnahme.

In der Folge führt dies zur

1. Aufnahme einer unzureichenden Menge oder Vielfalt von Nahrungsmitteln zur Deckung eines angemessenen Energie- oder Nährstoffbedarfs[1].
2. signifikanten Beeinträchtigung in persönlichen, familiären, sozialen, schulischen, beruflichen oder anderen wichtigen Funktionsbereichen[2].

## AUSGESCHLOSSENE BEFUNDE

- Anorexia nervosa 6B80 [ICD-10: F50.0]
- Ernährungsprobleme im Säuglings- und Kleinkindalter MG43.30 [ICD-10: R63.3]
- Ernährungsprobleme beim Neugeborenen KD32 [ICD-10: P92]

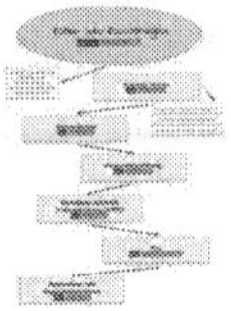

# *Pica*

## VERZEHR VON NICHT NAHRHAFTEN STOFFEN

- ICD-11: 6B84
- ICD-10: F50.8, F98.3

### CHARAKTERISTIKA

Hauptmerkmal ist der regelmäßige Verzehr von nicht nahrhaften Stoffen wie Gegenständen und Materialien, die keine Nahrungsmittel sind[1], oder von rohen Nahrungsmittelbestandteilen[2] durch Betroffene ab etwa 2 Jahren.

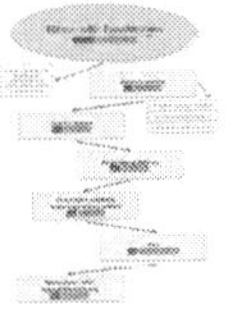

# Ruminations- oder Regurgitationsstörung

## ABSICHTLICHES UND WIEDERHOLTES ZURÜCKBRINGEN VON ZUVOR GESCHLUCKTER NAHRUNG

- ICD-11: 6B85
- ICD-10: F98.2

## CHARAKTERISTIKA

Hauptmerkmal ist das absichtliche und wiederholte Zurückbringen von zuvor geschluckter Nahrung in den Mund (Regurgitation), die erneut gekaut und geschluckt werden kann (Rumination) oder absichtlich ausgespuckt wird (jedoch nicht wie beim Erbrechen) bei Betroffenen ab etwa 2 Jahren. Das Regurgitationsverhalten ist häufig[1] und hält über einen Zeitraum von mindestens mehreren Wochen an.

## AUSGESCHLOSSENE BEFUNDE

- Ruminationssyndrom des Erwachsenen DD90.6 [ICD-10: K00-K93]
- Übelkeit oder Erbrechen MD90 [ICD-10: R11]

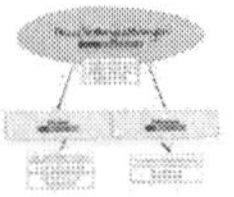

# *Kapitel Zehn*

## AUSSCHEIDUNGSSTÖRUNGEN

- ICD-11: 6C00-6C0Z
- ICD-10: F98.0, F98.1

## CHARAKTERISTIKA

Ausprägungen sind das wiederholte Absetzen von Urin in die Kleidung oder das Bett ab 5 Jahren (Enuresis) und das wiederholte Absetzen von Stuhl an ungeeigneten Stellen ab 4 Jahren (Enkopresis).

# Ausscheidungsstörungen

6C00-6C0Z ICD-10: F98.0, F98.1

wiederholtes Entleeren von Urin in die Kleidung oder das Bett und wiederholtes Absetzen von Stuhl an ungeeigneten Stellen

## Enuresis

6C00 ICD-10: F98.0

- in der Nacht (nocturna) – Bettnässen
- am Tage (diurna) - Hosennässen
- in der Nacht und am Tage (nocturna et diurna)

## Enkopresis

6C01 ICD-10: F98.1

- mit Obstipation oder Überlaufinkontinenz
- ohne Obstipation oder Überlaufinkontinenz

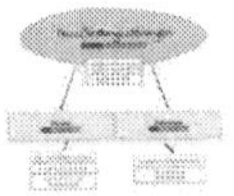

# Enuresis

WIEDERHOLTER VERLUST VON URIN

- ICD-11: 6C00
- ICD-10: F98.0

## CHARAKTERISTIKA

Hauptmerkmal ist das wiederholte Entleeren von Urin in die Kleidung oder ins Bett.

## ZUGEORDNETE BEFUNDE

- Funktionelle Enuresis
- Psychogene Enuresis
- Harninkontinenz nichtorganischen Ursprungs

## AUSGESCHLOSSENE BEFUNDE

- Stressinkontinenz MF50.20 [ICD-10: N39.3]
- Dranginkontinenz MF50.21 [ICD-10: N39.4]

- Funktionelle Harninkontinenz MF50.23 [ICD-10: N39.4]
- Überlaufinkontinenz MF50.2 [ICD-10: R32]
- Reflexinkontinenz MF50.24 [ICD-10: N39.4]
- Extraurethrale Harninkontinenz MF50.2 [ICD-10: R32]

## UNTERTEILUNG

- 6C00.0 Enuresis nocturna (nur während des Schlafs, in der Nacht)
- 6C00.1 Enuresis diurna (nur während der wachen Stunden, am Tage)
- 6C00.2 Enuresis nocturna et diurna (in der Nacht und am Tage)

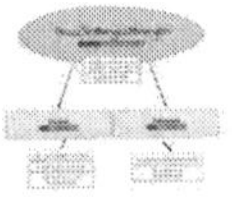

# Enkopresis

## WIEDERHOLTES ABSETZEN VON STUHL

- ICD-11: 6C01
- ICD-10: F98.1

### CHARAKTERISTIKA

Hauptmerkmal ist das wiederholte Absetzen von Stuhl an ungeeigneten Stellen.

### UNTERTEILUNG

- 6C01.0 Enkopresis mit Obstipation oder Überlaufinkontinenz[1]
- 6C01.1 Enkopresis ohne Obstipation oder Überlaufinkontinenz[2]

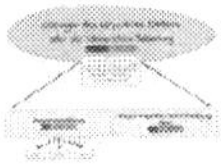

# *Kapitel Elf*

## STÖRUNGEN DES KÖRPERLICHEN ERLEBENS ODER DER KÖRPERLICHEN BELASTUNG

- ICD-11: 6C20-6C2Z
- ICD-10: F45

### CHARAKTERISTIKA

Ausprägungen sind Störungen der Körpererfahrung[1]

### AUSGESCHLOSSENE BEFUNDE

- Dissoziative Störung mit neurologischen Symptomen 6B60 [ICD-10: F48.9]
- Sorge über körperliches Erscheinungsbild QD30-QD3Z [ICD-10: Z76.8]

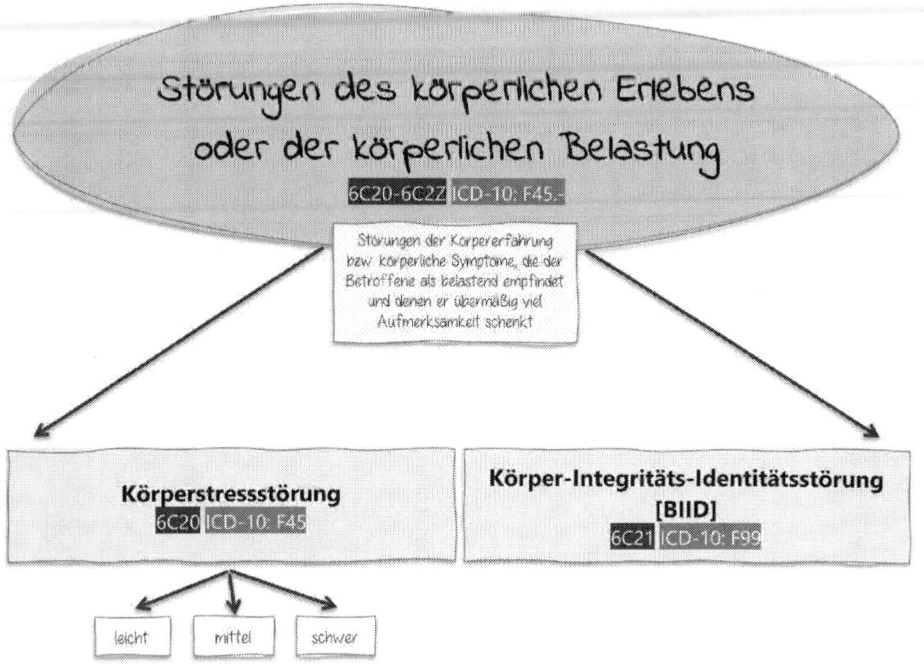
Störungen des körperlichen Erlebens
oder der körperlichen Belastung
6C20-6C2Z ICD-10: F45.-
Störungen der Körpererfahrung bzw. körperliche Symptome, die der Betroffene als belastend empfindet und denen er übermäßig viel Aufmerksamkeit schenkt
Körperstressstörung
6C20 ICD-10: F45
Körper-Integritäts-Identitätsstörung [BIID]
6C21 ICD-10: F99
leicht
mittel
schwer

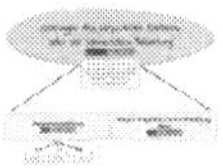

# Körperstressstörung

## ÜBERMÄSSIGE AUFMERKSAMKEIT AUF KÖRPERLICHE SYMPTOME

- ICD-11: 6C20
- ICD-10: F45

### CHARAKTERISTIKA

Hauptmerkmale sind körperlichen Symptome, die für den Betroffenen belastend sind. Zudem besteht eine übermäßige Aufmerksamkeit auf die Symptome. Diese sind anhaltend und treten an den meisten Tagen mindestens mehrere Monate lang auf.

### AUSGESCHLOSSENE BEFUNDE

- Tourette-Syndrom 8A05.00 [ICD-10: F95.2]
- Dissoziative Störungen 6B60-6B6Z [ICD-10: F44.-]
- Haareausreissen 6B25.0 [ICD-10: F63.3]
- Hypochondrie 6B23 [ICD-10: F45.2]

- Körperdysmorphe Störung 6B21 [ICD-10: F45.2]
- Skin-Picking-Störung 6B25.1 [ICD-10: L98.1]
- Genderinkongruenz HA60-HA6Z [ICD-10: F64.-]
- Sexuelle Funktionsstörungen HA00-HA0Z [ICD-10: F52.-]
- Tic-Störungen 8A05 [ICD-10: F95.-]
- Sexuelle Penetrationsschmerzen HA20 [ICD-10: F52.5]
- Postvirales Müdigkeitssyndrom 8E49 [ICD-10: G93.3]
- Chronisches Müdigkeitssyndrom 8E49 [ICD-10: G93.3]
- Myalgische Enzephalomyelitis 8E49 [ICD-10: G93.3]

## UNTERTEILUNG

- 6C20.0 Leichtgradige Körperstressstörung
- 6C20.1 Mittelgradige Körperstressstörung
- 6C20.2 Schwergradige Körperstressstörung

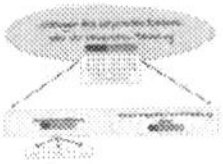

# Körper-Integritäts-Identitätsstörung [BIID]

INTENSIVER UND ANHALTENDER WUNSCH, KÖRPERLICH BEHINDERT ZU SEIN

- ICD-11: 6C21
- ICD-10: F99

## CHARAKTERISTIKA

Hauptmerkmal ist der intensive und anhaltende Wunsch, in signifikanter Weise körperlich behindert zu sein[1]. Dieser tritt bereits in der frühen Adoleszenz auf und wird von anhaltendem Unbehagen oder intensiven Gefühlen der Unangemessenheit in Bezug auf die derzeitige nichtbehinderte Körperkonfiguration begleitet.

## AUSGESCHLOSSENE BEFUNDE

- Genderinkongruenz in der Jugend oder im Erwachsenenalter HA60 [ICD-10: F64.9]

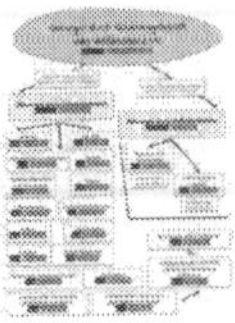

# Kapitel Zwölf

## STÖRUNGEN DURCH SUBSTANZGEBRAUCH ODER VERHALTENSSÜCHTE

- ICD-11: 6C40-6C5Z
- ICD-10: F10-F19, F63

### CHARAKTERISTIKA

Ausprägungen sind der Konsum überwiegend psychoaktiver Substanzen, einschließlich Medikamenten, oder bestimmte sich wiederholende belohnende und verstärkende Verhaltensweisen.

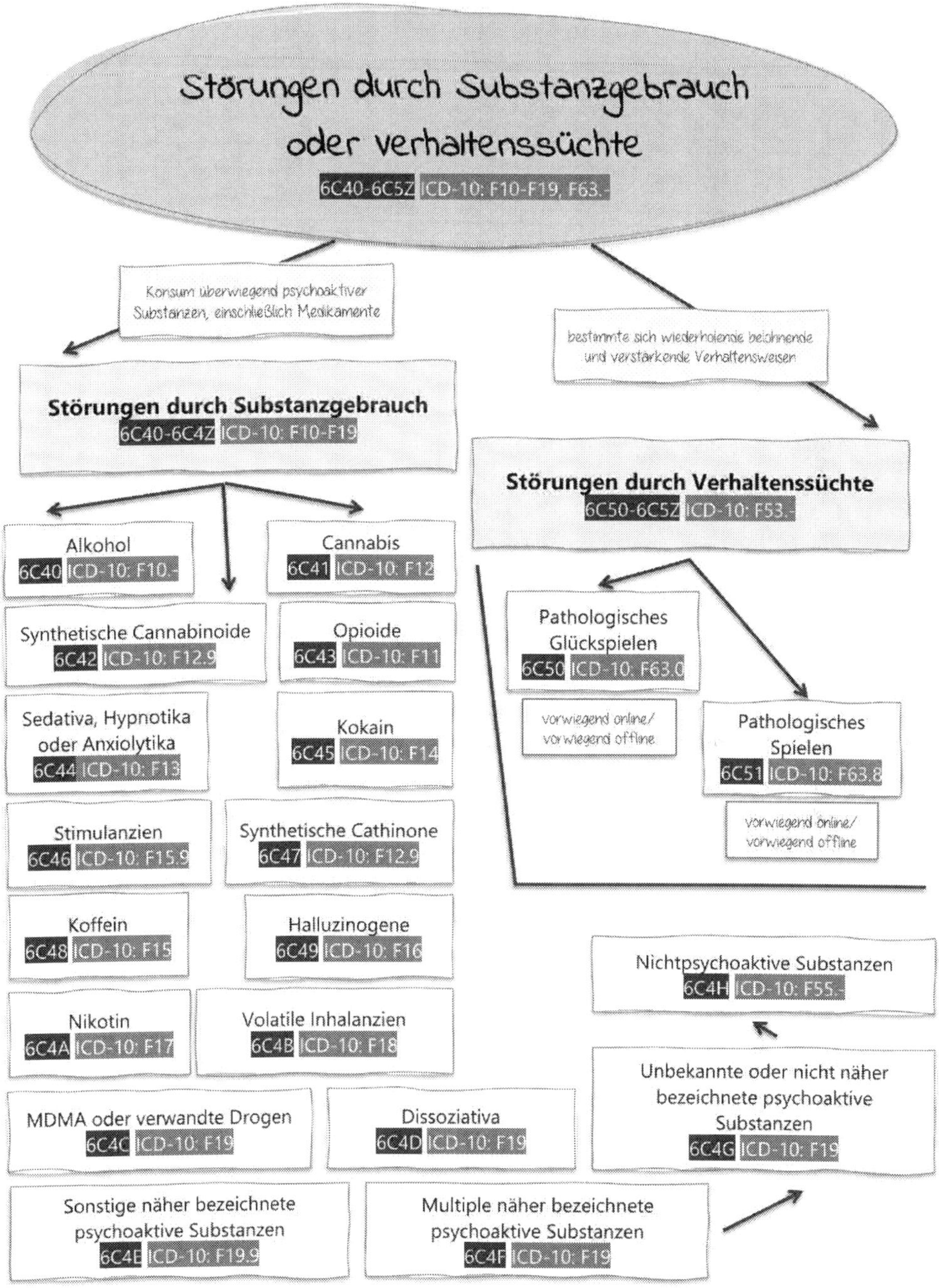
Störungen durch Substanzgebrauch oder verhaltenssüchte
6C40-6C5Z ICD-10: F10-F19, F63.-
Konsum überwiegend psychoaktiver Substanzen, einschließlich Medikamente
bestimmte sich wiederholende belohnende und verstärkende Verhaltensweisen
Störungen durch Substanzgebrauch
6C40-6C4Z ICD-10: F10-F19
Störungen durch Verhaltenssüchte
6C50-6C5Z ICD-10: F53.-
Alkohol
6C40 ICD-10: F10.-
Cannabis
6C41 ICD-10: F12
Synthetische Cannabinoide
6C42 ICD-10: F12.9
Opioide
6C43 ICD-10: F11
Sedativa, Hypnotika oder Anxiolytika
6C44 ICD-10: F13
Kokain
6C45 ICD-10: F14
Stimulanzien
6C46 ICD-10: F15.9
Synthetische Cathinone
6C47 ICD-10: F12.9
Koffein
6C48 ICD-10: F15
Halluzinogene
6C49 ICD-10: F16
Nikotin
6C4A ICD-10: F17
Volatile Inhalanzien
6C4B ICD-10: F18
MDMA oder verwandte Drogen
6C4C ICD-10: F19
Dissoziativa
6C4D ICD-10: F19
Sonstige näher bezeichnete psychoaktive Substanzen
6C4E ICD-10: F19.9
Multiple näher bezeichnete psychoaktive Substanzen
6C4F ICD-10: F19
Pathologisches Glückspielen
6C50 ICD-10: F63.0
vorwiegend online/ vorwiegend offline
Pathologisches Spielen
6C51 ICD-10: F63.8
vorwiegend online/ vorwiegend offline
Nichtpsychoaktive Substanzen
6C4H ICD-10: F55.-
Unbekannte oder nicht näher bezeichnete psychoaktive Substanzen
6C4G ICD-10: F19

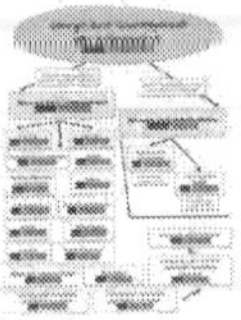

# Störungen durch Substanzgebrauch

EINMALIGER ODER WIEDERHOLTER KONSUM VON MEIST PSYCHOAKTIVEN SUBSTANZEN

- ICD-11: 6C40-6C4Z
- ICD-10: F10-F19

## CHARAKTERISTIKA

Hauptmerkmal ist der einmalige oder wiederholte Konsum von Substanzen mit psychoaktiven Eigenschaften, einschließlich bestimmter Medikamente.

## ANDERENORTS KLASSIFIZIERT

- Katatonie durch Substanzen oder Medikamente 6A41 [ICD-10: F06.1]

* * *

## STÖRUNGEN DURCH ALKOHOL

- ICD-11: 6C40

- ICD-10: F10

## CHARAKTERISTIKA

Hauptmerkmal sind der Alkoholkonsum (Ethylalkohol oder Ethanol, der durch Fermentation von Zuckern hergestellt wird, die normalerweise in landwirtschaftlichen Produkten wie Obst, Getreide und Gemüse enthalten sind) und daraus entstehende Folgen auf das zentrale Nervensystem. Alkohol kann eine Intoxikation und Entzug hervorrufen und abhängig machen.

## AUSGESCHLOSSENE BEFUNDE

- Gefährlicher Alkoholgebrauch QE10 [ICD-10: Z72.1]

## UNTERTEILUNG

- **6C40.0 Episode durch schädlichen Gebrauch von Alkohol** (Schädigung der körperlichen oder geistigen Gesundheit des Betroffenen oder Verhalten das die Gesundheit anderer schädigt)
- **6C40.1 Schädliches Verhaltensmuster bei Gebrauch von Alkohol** (Gesundheitsschädigung episodisch über einen Zeitraum von mindestens 12 Monaten oder kontinuierlich bzw. fortlaufend über mindestens einen Monat)
- ⇨ 6C40.10 Schädliches Verhaltensmuster bei Gebrauch von Alkohol, episodisch
- ⇨ 6C40.11 Schädliches Verhaltensmuster bei Gebrauch von Alkohol, fortlaufend
- **6C40.2 Alkoholabhängigkeit** (Starker innerer Drang, Alkohol zu konsumieren über einen Zeitraum von

mindestens drei Monaten kontinuierlich (täglich oder fast täglich). Dieser zeigt sich in einer eingeschränkten Fähigkeit zur Kontrolle des Konsums, einer zunehmenden Priorität des Konsums gegenüber anderen Aktivitäten und einer Beharrlichkeit des Konsums trotz Schäden oder negativer Folgen.

- ⇨ 6C40.20 Alkoholabhängigkeit, gegenwärtiger Gebrauch, kontinuierlich (Alkoholkonsum täglich oder fast täglich über einen Zeitraum von mindestens einem Monat.)
- ⇨ 6C40.21 Alkoholabhängigkeit, gegenwärtiger Gebrauch, episodisch (Alkoholabhängigkeit in den letzten 12 Monaten mit gelegentlichem starkem Alkoholkonsum und Phasen der Alkoholabstinenz)
- ⇨ 6C40.22 Alkoholabhängigkeit, frühe Vollremission (Betroffener ist über einen Zeitraum von 1 bis 12 Monaten alkoholabstinent gewesen)
- ⇨ 6C40.23 Alkoholabhängigkeit, anhaltende Teilremission (Alkoholkonsum ist über einen Zeitraum von mehr als 12 Monaten deutlich zurückgegangen)
- ⇨ 6C40.24 Alkoholabhängigkeit, anhaltende Vollremission (Betroffener ist seit 12 Monaten oder länger alkoholabstinent)
- **6C40.3 Alkoholintoxikation** (Störungen des Bewusstseins, der Kognition, der Wahrnehmung, des Affekts, des Verhaltens oder der Koordination während oder kurz nach dem Alkoholkonsum)
- **6C40.4 Alkoholentzug** (autonome Hyperaktivität (z. B. Tachykardie, Bluthochdruck, Schwitzen), verstärktes Zittern der Hände, Übelkeit, Würgen oder Erbrechen, Schlaflosigkeit, Angstzustände, psychomotorische Unruhe, depressive oder dysphorische Stimmung, vorübergehende visuelle, taktile oder auditive Illusionen oder Halluzinationen und Ablenkbarkeit) (Symptome

durch Beendigung oder Reduzierung des Alkoholkonsums bei Betroffenen die eine Alkoholabhängigkeit entwickelt haben, über einen längeren Zeitraum oder in großen Mengen Alkohol konsumiert haben)

- ⇨ 6C40.40 Alkoholentzug, ohne Komplikation
- ⇨ 6C40.41 Alkoholentzug, mit Wahrnehmungsstörungen
- ⇨ 6C40.42 Alkoholentzug, mit epileptischen Anfällen
- ⇨ 6C40.43 Alkoholentzug, mit Wahrnehmungsstörungen und epileptischen Anfällen
- **6C40.5 Alkoholinduziertes Delir** (akuter Zustand gestörter Aufmerksamkeit und Bewusstheit mit spezifischen Delirium-Merkmalen während oder kurz nach einer Substanzintoxikation oder einem Entzug oder während des Alkoholkonsums)
- **6C40.6 Psychotische Störung durch Alkohol** (psychotische Symptome (z. B. Wahnvorstellungen, Halluzinationen, desorganisiertes Denken, grob desorganisiertes Verhalten) während oder kurz nach einer Alkoholintoxikation oder einem Alkoholentzug)
- ⇨ 6C40.60 Psychotische Störung durch Alkohol, mit Halluzinationen
- ⇨ 6C40.61 Psychotische Störung durch Alkohol, mit Wahn
- ⇨ 6C40.62 Psychotische Störung durch Alkohol, mit gemischten Symptomen (multiple psychotische Symptome, vor allem Halluzinationen und Wahnvorstellungen)
- **6C40.7 Bestimmte näher bezeichnete psychische oder Verhaltensstörungen durch Alkohol**
- ⇨ 6C40.70 Affektive Störung durch Alkohol (Stimmungsprobleme (z. B. gedrückte oder gehobene Stimmung, vermindertes Engagement bei angenehmen

Aktivitäten, erhöhtes oder vermindertes Energieniveau) während oder kurz nach einer Alkoholintoxikation oder einem Alkoholentzug)

- ⇨ 6C40.71 Angststörung durch Alkohol (Angstsymptome (z. B. Befürchtungen oder Sorgen, Angst, physiologische Symptome einer übermäßigen autonomen Erregung, Vermeidungsverhalten) während oder kurz nach einer Alkoholvergiftung oder einem Alkoholentzug)

* * *

## STÖRUNGEN DURCH CANNABIS

- ICD-11: 6C41
- ICD-10: F12

### CHARAKTERISTIKA

Hauptmerkmal sind der Cannabiskonsum (psychoaktive Zubereitungen der Cannabispflanze, Cannabis sativa, verwandter Arten und Hybriden) und daraus entstehende Folgen auf das zentrale Nervensystem. Cannabis kann eine Intoxikation und Entzug hervorrufen und abhängig machen.

### AUSGESCHLOSSENE BEFUNDE

- Störungen durch synthetische Cannabinoide 6C42 [ICD-10: F12.9]
- Gefährlicher Cannabisgebrauch QE11.1 [ICD-10: Z72.2]

## UNTERTEILUNG

- **6C41.0 Episode durch schädlichen Gebrauch von Cannabis**
- **6C41.1 Schädliches Verhaltensmuster bei Gebrauch von Cannabis**
- ⇨ 6C41.10 Schädliches Verhaltensmuster bei Gebrauch von Cannabis, episodisch (episodischer Cannabiskonsum über einen Zeitraum von mindestens 12 Monaten)
- ⇨ 6C41.11 Schädliches Verhaltensmuster bei Gebrauch von Cannabis, fortlaufend (kontinuierlicher Cannabiskonsum über einen Zeitraum von mindestens einem Monat)
- **6C41.2 Cannabisabhängigkeit**
- ⇨ 6C41.20 Cannabisabhängigkeit, gegenwärtiger Gebrauch (Cannabiskonsum innerhalb des letzten Monats)
- ⇨ 6C41.21 Cannabisabhängigkeit, frühe Vollremission (Betroffener ist über einen Zeitraum von 1 bis 12 Monaten abstinent von Cannabis gewesen)
- ⇨ 6C41.22 Cannabisabhängigkeit, anhaltende Teilremission (Cannabiskonsum ist über einen Zeitraum von mehr als 12 Monaten deutlich zurückgegangen)
- ⇨ 6C41.23 Cannabisabhängigkeit, anhaltende Vollremission (Betroffener ist seit 12 Monaten oder länger abstinent von Cannabis)
- **6C41.3 Cannabisintoxikation**
- **6C41.4 Cannabisentzug**
- **6C41.5 Cannabisinduziertes Delir**
- **6C41.6 Psychotische Störung durch Cannabis**
- **6C41.7 Bestimmte näher bezeichnete psychische oder Verhaltensstörungen durch Cannabis**

- ⇨ 6C41.70 Affektive Störung durch Cannabis (Stimmungsprobleme während oder kurz nach einer Cannabisintoxikation oder einem Cannabisentzug)
- ⇨ 6C41.71 Angststörung durch Cannabis (Angstsymptome während oder kurz nach einer Cannabisintoxikation oder einem Cannabisentzug)

* * *

## STÖRUNGEN DURCH SYNTHETISCHE CANNABINOIDE

- ICD-11: 6C42
- ICD-10: F12.9

### CHARAKTERISTIKA

Hauptmerkmal sind der Konsum synthetischer Cannabinoide[1] und daraus entstehende Folgen auf das zentrale Nervensystem. Synthetische Cannabinoide können eine Intoxikation und Entzug hervorrufen und abhängig machen.

### AUSGESCHLOSSENE BEFUNDE

- Störungen durch Cannabis 6C41 [ICD-10: F12.1]

### UNTERTEILUNG

- **6C42.0 Episode durch schädlichen Gebrauch von synthetischen Cannabinoiden**

- **6C42.1 Schädliches Verhaltensmuster bei Gebrauch von synthetischen Cannabinoiden**
- ⇨ 6C42.10 Schädliches Verhaltensmuster bei Gebrauch von synthetischen Cannabinoiden, episodisch (episodischer Konsum synthetischer Cannabinoide über einen Zeitraum von mindestens 12 Monaten)
- ⇨ 6C42.11 Schädliches Verhaltensmuster bei Gebrauch von synthetischen Cannabinoiden, kontinuierlich (kontinuierlicher Konsum synthetischer Cannabinoide über einen Zeitraum von mindestens einem Monat)
- **6C42.2 Abhängigkeit von synthetischen Cannabinoiden**
- ⇨ 6C42.20 Abhängigkeit von synthetischen Cannabinoiden, gegenwärtiger Gebrauch (Konsum von synthetischen Cannabinoiden innerhalb des letzten Monats)
- ⇨ 6C42.21 Abhängigkeit von synthetischen Cannabinoiden, frühe Vollremission (Betroffener ist während eines Zeitraums von 1 bis 12 Monaten vom Konsum synthetischer Cannabinoide abstinent gewesen)
- ⇨ 6C42.22 Abhängigkeit von synthetischen Cannabinoiden, anhaltende Teilremission (Konsum synthetischer Cannabinoide ist über einen Zeitraum von mehr als 12 Monaten deutlich zurückgegangen)
- ⇨ 6C42.23 Abhängigkeit von synthetischen Cannabinoiden, anhaltende Vollremission (Betroffener ist seit 12 Monaten oder länger abstinent)
- **6C42.3 Intoxikation durch synthetische Cannabinoide**
- **6C42.4 Entzug von synthetischen Cannabinoiden**
- **6C42.5 Delir durch synthetische Cannabinoide**
- **6C42.6 Psychotische Störung durch synthetische Cannabinoide**

- **6C42.7 Bestimmte näher bezeichnete psychische oder Verhaltensstörungen durch synthetische Cannabinoide**
- ⇨ 6C42.70 Affektive Störung durch synthetische Cannabinoide (Stimmungssymptome während oder kurz nach einer Intoxikation mit oder einem Entzug von synthetischen Cannabinoiden)
- ⇨ 6C42.71 Angststörung durch synthetische Cannabinoide (Angstsymptome während oder kurz nach einer Intoxikation mit synthetischen Cannabinoiden oder einem Entzug von synthetischen Cannabinoiden)

* * *

## STÖRUNGEN DURCH OPIOIDE

- ICD-11: 6C43
- ICD-10: F11

## CHARAKTERISTIKA

Hauptmerkmal sind der Opioidkonsum[2] und daraus entstehende Folgen auf das zentrale Nervensystem. Opioide können eine Intoxikation und Entzug hervorrufen und abhängig machen.

## AUSGESCHLOSSENE BEFUNDE

- Gefährlicher Opioidgebrauch QE11.0 [ICD-10: Z72.2]

UNTERTEILUNG

- **6C43.0 Episode durch schädlichen Gebrauch von Opioiden**
- **6C43.1 Schädliches Verhaltensmuster bei Gebrauch von Opioiden**
- ⇨ 6C43.10 Schädliches Verhaltensmuster bei Gebrauch von Opioiden, episodisch (episodischer Opioidkonsum über einen Zeitraum von mindestens 12 Monaten)
- ⇨ 6C43.11 Schädliches Verhaltensmuster bei Gebrauch von Opioiden, kontinuierlich (kontinuierlicher Opioidkonsum über einen Zeitraum von mindestens einem Monat)
- **6C43.2 Opioidabhängigkeit**
- ⇨ 6C43.20 Opioidabhängigkeit, gegenwärtiger Gebrauch (Konsum eines Opioids im letzten Monat)
- ⇨ 6C43.21 Opioidabhängigkeit, frühe Vollremission (Betroffener ist über einen Zeitraum von 1 bis 12 Monaten abstinent)
- ⇨ 6C43.22 Opioidabhängigkeit, anhaltende Teilremission (Opioidkonsum ist über einen Zeitraum von mehr als 12 Monaten deutlich zurückgegangen)
- ⇨ 6C43.23 Opioidabhängigkeit, anhaltende Vollremission (Betroffener ist seit 12 Monaten oder länger abstinent)
- **6C43.3 Opioidintoxikation**
- **6C43.4 Opioidentzug**
- **6C43.5 Delir durch Opioide**
- **6C43.6 Psychotische Störung durch Opioide**
- **6C43.7 Bestimmte näher bezeichnete psychische oder Verhaltensstörungen Störungen durch Opioide**
- ⇨ 6C43.70 Affektive Störung durch Opioide (Stimmungsprobleme während oder kurz nach einer

Opioidintoxikation oder einem Opioidentzug)

- ⇨ 6C43.71 Angststörung durch Opioide (Angstsymptome während oder kurz nach einer Opioidintoxikation oder einem Opioidentzug)

* * *

## STÖRUNGEN DURCH SEDATIVA, HYPNOTIKA ODER ANXIOLYTIKA

- ICD-11: 6C44
- ICD-10: F13

### CHARAKTERISTIKA

Hauptmerkmal sind der Konsum von Sedativa, Hypnotika und Anxiolytika und daraus entstehende Folgen auf das zentrale Nervensystem. Sedativa, Hypnotika und Anxiolytika können eine Intoxikation und Entzug hervorrufen und abhängig machen.

### AUSGESCHLOSSENE BEFUNDE

- Gefährlicher Gebrauch von Sedativa, Hypnotika oder Anxiolytika QE11.2 [ICD-10: Z72.2]

### UNTERTEILUNG

- **6C44.0 Episode durch schädlichen Gebrauch von Sedativa, Hypnotika oder Anxiolytika**
- **6C44.1 Schädliches Verhaltensmuster bei Gebrauch von Sedativa, Hypnotika oder Anxiolytika**

- ⇨ 6C44.10 Schädliches Verhaltensmuster bei Gebrauch von Sedativa, Hypnotika oder Anxiolytika, episodisch (episodischer oder intermittierender Konsum von Sedativa, Hypnotika oder Anxiolytika über einen Zeitraum von mindestens 12 Monaten)
- ⇨ 6C44.11 Schädliches Verhaltensmuster bei Gebrauch von Sedativa, Hypnotika oder Anxiolytika, fortlaufend (kontinuierliche Einnahme von Beruhigungsmitteln, Hypnotika oder Anxiolytika über einen Zeitraum von mindestens einem Monat)
- **6C44.2 Abhängigkeit von Sedativa, Hypnotika oder Anxiolytika**
- ⇨ 6C44.20 Abhängigkeit von Sedativa, Hypnotika oder Anxiolytika, gegenwärtiger Gebrauch (Einnahme eines Sedativums, Hypnotikums oder Anxiolytikums innerhalb des letzten Monats)
- ⇨ 6C44.21 Abhängigkeit von Sedativa, Hypnotika oder Anxiolytika, frühe Vollremission (Betroffener ist über einen Zeitraum von 1 bis 12 Monaten abstinent)
- ⇨ 6C44.22 Abhängigkeit von Sedativa, Hypnotika oder Anxiolytika, anhaltende Teilremission (Konsum von Sedativa, Hypnotika oder Anxiolytika ist über einen Zeitraum von mehr als 12 Monaten deutlich zurückgegangen)
- ⇨ 6C44.23 Abhängigkeit von Sedativa, Hypnotika oder Anxiolytika, anhaltende Vollremission (Betroffener ist seit 12 Monaten oder länger abstinent)
- **6C44.3 Intoxikation durch Sedativa, Hypnotika oder Anxiolytika**
- **6C44.4 Entzug von Sedativa, Hypnotika oder Anxiolytika**
- ⇨ 6C44.40 Entzug von Sedativa, Hypnotika oder Anxiolytika, ohne Komplikation (Entzugszustand geht

nicht mit Wahrnehmungsstörungen oder Krampfanfällen einher)

- ⇨ 6C44.41 Entzug von Sedativa, Hypnotika oder Anxiolytika, mit Wahrnehmungsstörungen (Entzugszustand geht mit Wahrnehmungsstörungen (z. B. visuelle oder taktile Halluzinationen oder Illusionen) bei intakter Realitätsprüfung einher)
- ⇨ 6C44.42 Entzug von Sedativa, Hypnotika oder Anxiolytika, mit epileptischen Anfällen (Entzug geht mit Krampfanfällen (d. h. generalisierten tonisch-klonischen Anfällen) einher)
- ⇨ 6C44.43 Entzug von Sedativa, Hypnotika oder Anxiolytika, mit Wahrnehmungsstörungen und epileptischen Anfällen (Entzugszustand geht mit Krampfanfällen (d. h. generalisierten tonisch-klonischen Anfällen) und Wahrnehmungsstörungen (z. B. visuelle oder taktile Halluzinationen oder Illusionen) bei intakter Realitätsprüfung einher)
- **6C44.5 Delir durch Sedativa, Hypnotika oder Anxiolytika**
- **6C44.6 Psychotische Störung durch Sedativa, Hypnotika oder Anxiolytika**
- **6C44.7 Bestimmte näher bezeichnete psychische oder Verhaltensstörungen durch Sedativa, Hypnotika oder Anxiolytika**
- ⇨ 6C44.70 Affektive Störung durch Sedativa, Hypnotika oder Anxiolytika (Stimmungssymptome während oder kurz nach einer Intoxikation mit oder einem Entzug von Sedativa, Hypnotika oder Anxiolytika)
- ⇨ 6C44.71 Angststörung durch Sedativa, Hypnotika oder Anxiolytika (Angstsymptome während oder kurz nach einer Intoxikation mit oder einem Entzug von Sedativa, Hypnotika oder Anxiolytika)

* * *

## STÖRUNGEN DURCH KOKAIN

- ICD-11: 6C45
- ICD-10: F14

### CHARAKTERISTIKA

Hauptmerkmal sind der Kokainkonsum und daraus entstehende Folgen auf das zentrale Nervensystem. Kokain (Verbindung, die in den Blättern der Kokapflanze vorkommt) kann eine Intoxikation und Entzug hervorrufen und abhängig machen.

### AUSGESCHLOSSENE BEFUNDE

- Störungen durch Stimulanzien, einschliesslich Amphetamine, Methamphetamine oder Methcathinone 6C46 [ICD-10: F15.9]
- Gefährlicher Kokaingebrauch QE11.3 [ICD-10: Z72.2]

### UNTERTEILUNG

- **6C45.0 Episode durch schädlichen Gebrauch von Kokain**
- **6C45.1 Schädliches Verhaltensmuster bei Gebrauch von Kokain**
- ⇨ 6C45.10 Schädliches Verhaltensmuster bei Gebrauch von Kokain, episodisch (episodischer Kokainkonsum über einen Zeitraum von mindestens 12 Monaten)

- ⇨ 6C45.11 Schädliches Verhaltensmuster bei Gebrauch von Kokain, kontinuierlich (kontinuierlicher Kokainkonsum über einen Zeitraum von mindestens einem Monat)
- **6C45.2 Kokainabhängigkeit**
- ⇨ 6C45.20 Kokainabhängigkeit, gegenwärtiger Gebrauch (Kokainkonsum innerhalb des letzten Monats)
- ⇨ 6C45.21 Kokainabhängigkeit, frühe Vollremission (Betroffener ist über einen Zeitraum von 1 bis 12 Monaten kokainabstinent gewesen)
- ⇨ 6C45.22 Kokainabhängigkeit, anhaltende Teilremission (Kokainkonsum ist über einen Zeitraum von mehr als 12 Monaten deutlich zurückgegangen)
- ⇨ 6C45.23 Kokainabhängigkeit, anhaltende Vollremission (Betroffener ist seit 12 Monaten oder länger kokainabstinent)
- **6C45.3 Kokainintoxikation**
- **6C45.4 Kokainentzug**
- **6C45.5 Kokaininduziertes Delir**
- **6C45.6 Psychotische Störung durch Kokain**
- ⇨ 6C45.60 Psychotische Störung durch Kokain, mit Halluzinationen (Vorhandensein von Halluzinationen)
- ⇨ 6C45.61 Psychotische Störung durch Kokain, mit Wahn (Vorhandensein von Wahnvorstellungen)
- ⇨ 6C45.62 Psychotische Störung durch Kokain, mit gemischten psychotischen Symptomen (Vorhandensein mehrfacher psychotischer Symptome, vor allem Halluzinationen und Wahnvorstellungen)
- **6C45.7 Bestimmte näher bezeichnete psychische oder Verhaltensstörungen durch Kokain**
- ⇨ 6C45.70 Affektive Störung durch Kokain (Stimmungsstörungen während oder kurz nach einer Kokainintoxikation oder einem Kokainentzug)

- ⇨ 6C45.71 Angststörung durch Kokain (Angstsymptome während oder kurz nach einer Kokainintoxikation oder einem Kokainentzug)
- ⇨ 6C45.72 Zwangsstörung oder verwandte Störungen durch Kokain (wiederkehrende aufdringliche Gedanken oder Grübeleien, diese sind in der Regel mit Angst verbunden und werden typischerweise von wiederkehrenden Verhaltensweisen begleitet werden, die als Reaktion darauf ausgeführt werden, oder durch wiederkehrende und gewohnheitsmäßige Handlungen, die sich auf das Integument richten (z. B. Haare ziehen, in der Haut zupfen) und während oder kurz nach einer Kokainintoxikation oder einem Kokainentzug auftreten)
- ⇨ 6C45.73 Impulskontrollstörung durch Kokain (anhaltend wiederholte Verhaltensweisen bei denen es dem Betroffenen wiederholt nicht gelingt, einem Impuls, Trieb oder Drang zu widerstehen, eine Handlung auszuführen)

* * *

## STÖRUNGEN DURCH STIMULANZIEN, EINSCHLIESSLICH AMPHETAMINE, METHAMPHETAMINE ODER METHCATHINONE

- ICD-11: 6C46
- ICD-10: F15.9

### CHARAKTERISTIKA

Hauptmerkmal sind der Konsum von Stimulanzien einschließlich Amphetaminen, Methamphetamin oder Methcathinon und daraus entstehende psychostimulierende und gefäßverengende Folgen.

Stimulanzien können eine Intoxikation und Entzug hervorrufen und abhängig machen.

## AUSGESCHLOSSENE BEFUNDE

- Störungen durch synthetische Cathinone 6C47 [ICD-10: F12.9]
- Störungen durch Koffein 6C48 [ICD-10: F15]
- Störungen durch Kokain 6C45 [ICD-10: F14]
- Gefährlicher Gebrauch von Stimulanzien, einschliesslich Amphetamin oder Methamphetamin QE11.4 [ICD-10: Z72.2]

## UNTERTEILUNG

- **6C46.0 Episode durch schädlichen Gebrauch von Stimulanzien, einschließlich Amphetamine, Methamphetamine oder Methcathinone**
- **6C46.1 Schädliches Verhaltensmuster bei Gebrauch von Stimulanzien, einschließlich Amphetamine, Methamphetamine oder Methcathinone**
- ⇨ 6C46.10 Schädliches Verhaltensmuster bei Gebrauch von Stimulanzien, einschließlich Amphetamine, Methamphetamine oder Methcathinone, episodisch (episodischer Stimulanzienkonsum über einen Zeitraum von mindestens 12 Monaten)
- ⇨ 6C46.11 Schädliches Verhaltensmuster bei Gebrauch von Stimulanzien, einschließlich Amphetamine, Methamphetamine oder Methcathinone, kontinuierlich (Stimulanzienkonsum über mindestens einen Monat täglich oder fast täglich)

- **6C46.2 Abhängigkeit von Stimulanzien, einschließlich Amphetamine, Methamphetamine oder Methcathinone**
- ⇨ 6C46.20 Abhängigkeit von Stimulanzien, einschließlich Amphetamine, Methamphetamine oder Methcathinone, gegenwärtiger Gebrauch (Konsum von Amphetaminen oder anderen Stimulanzien innerhalb des letzten Monats)
- ⇨ 6C46.21 Abhängigkeit von Stimulanzien, einschließlich Amphetamine, Methamphetamine oder Methcathinone, frühe Vollremission (Betroffener ist über einen Zeitraum von 1 bis 12 Monaten abstinent)
- ⇨ 6C46.22 Abhängigkeit von Stimulanzien, einschließlich Amphetamine, Methamphetamine oder Methcathinone, anhaltende Teilremission (Konsum von Amphetaminen oder anderen Stimulanzien ist über einen Zeitraum von mehr als 12 Monaten deutlich zurückgegangen)
- ⇨ 6C46.23 Abhängigkeit von Stimulanzien, einschließlich Amphetamine, Methamphetamine oder Methcathinone, anhaltende Vollremission (Betroffener ist seit 12 Monaten oder länger abstinent)
- **6C46.3 Intoxikation durch Stimulanzien, einschließlich Amphetamine, Methamphetamine oder Methcathinone**
- **6C46.4 Entzug von Stimulanzien, einschließlich Amphetamine, Methamphetamine oder Methcathinone**
- **6C46.5 Delir durch Stimulanzien, einschließlich Amphetamine, Methamphetamine oder Methcathinone**
- **6C46.6 Psychotische Störung durch Stimulanzien, einschließlich Amphetamine, Meth**amphetamine oder Methcathinone

- ⇨ 6C46.60 Psychotische Störung durch Stimulanzien wie Amphetamine, Metamphetamine oder Methcathinone, mit Halluzinationen (Vorhandensein von Halluzinationen)
- ⇨ 6C46.61 Psychotische Störung durch Stimulanzien wie Amphetamine, Metamphetamine oder Methcathinone, mit Wahn (psychotische Symptome während oder kurz nach einer Stimulanzienintoxikation oder einem Stimulanzienentzug)
- ⇨ 6C46.62 Psychotische Störung durch Stimulanzien wie Amphetamine, aber ausgenommen Koffein oder Kokain, mit gemischten psychotischen Symptomen (gemischte psychotische Symptome, vor allem Halluzinationen und Wahnvorstellungen)
- **6C46.7 Bestimmte näher bezeichnete psychische oder Verhaltensstörungen durch Stimulanzien, einschließlich Amphetamine, Methamphetamine oder Methcathinone**
- ⇨ 6C46.70 Affektive Störung durch Stimulanzien, einschließlich Amphetamine, Methamphetamine oder Methcathinone (Stimmungsstörungen während oder kurz nach einer Stimulanzienintoxikation oder einem Stimulanzienentzug)
- ⇨ 6C46.71 Angststörung durch Stimulanzien, einschließlich Amphetamine, Methamphetamine oder Methcathinone (Angstsymptome während oder kurz nach einer Stimulanzienintoxikation oder einem Stimulanzienentzug)
- ⇨ 6C46.72 Zwangsstörung oder verwandte Störungen durch Stimulanzien, einschließlich Amphetamine, Methamphetamine oder Methcathinone (aufdringliche Gedanken oder Grübeleien, die in der Regel mit Angst verbunden sind und typischerweise von wiederkehrenden Verhaltensweisen begleitet werden, die als Reaktion

darauf ausgeführt werden, oder durch wiederkehrende und gewohnheitsmäßige Handlungen, die sich auf die Haut richten (z. B. Haare ziehen, in der Haut zupfen) während oder kurz nach einer Stimulanzienintoxikation oder einem Stimulanzienentzug)

- ⇨ 6C46.73 Impulskontrollstörung durch Stimulanzien, einschließlich Amphetamine, Methamphetamine oder Methcathinone (anhaltend wiederholte Verhaltensweisen, bei denen es wiederholt nicht gelingt, einem Impuls, Trieb oder Drang zu widerstehen, eine Handlung auszuführen)

* * *

## STÖRUNGEN DURCH SYNTHETISCHE CATHINONE

- ICD-11: 6C47
- ICD-10: F12.9

### CHARAKTERISTIKA

Hauptmerkmal sind der Konsum synthetischer Cathinone[3] und daraus entstehende Folgen auf das zentrale Nervensystem. Synthetische Cathinone können eine Intoxikation und Entzug hervorrufen und abhängig machen.

### UNTERTEILUNG

- **6C47.0 Episode durch schädlichen Gebrauch von synthetischen Cathinonen**
- **6C47.1 Schädliches Verhaltensmuster bei Gebrauch von synthetischen Cathinonen**

- ⇨ 6C47.10 Schädliches Verhaltensmuster bei Gebrauch von synthetischen Cathinonen, episodisch (episodischer Konsum synthetischer Cathinone über einen Zeitraum von mindestens 12 Monaten)
- ⇨ 6C47.11 Schädliches Verhaltensmuster bei Gebrauch von synthetischen Cathinonen, kontinuierlich (kontinuierlicher Konsum synthetischer Cathinone über einen Zeitraum von mindestens einem Monat)
- **6C47.2 Abhängigkeit von synthetischen Cathinonen**
- ⇨ 6C47.20 Abhängigkeit von synthetischen Cathinonen, gegenwärtiger Gebrauch (Konsum von synthetischen Cathinonen innerhalb des letzten Monats)
- ⇨ 6C47.21 Abhängigkeit von synthetischen Cathinonen, frühe Vollremission (Betroffener ist über einen Zeitraum von 1 bis 12 Monaten abstinent)
- ⇨ 6C47.22 Abhängigkeit von synthetischen Cathinonen, anhaltende Teilremission (Konsum von synthetischem Cathinon ist über einen Zeitraum von mehr als 12 Monaten deutlich zurückgegangen)
- ⇨ 6C47.23 Abhängigkeit von synthetischen Cathinonen, anhaltende Vollremission (Betroffener ist seit 12 Monaten oder länger abstinent)
- **6C47.3 Intoxikation durch synthetische Cathinone**
- **6C47.4 Entzug von synthetischen Cathinonen**
- **6C47.5 Delir durch synthetische Cathinone**
- **6C47.6 Psychotische Störung durch synthetische Canthinone**
- ⇨ 6C47.60 Psychotische Störung durch synthetische Canthinone, mit Halluzinationen (Vorhandensein von Halluzinationen)
- ⇨ 6C47.61 Psychotische Störung durch synthetische Canthinone, mit Wahn (Vorhandensein von Wahnvorstellungen)

- ⇨ 6C47.62 Psychotische Störung durch synthetische Canthinone, mit gemischten psychotischen Symptomen (Vorhandensein multipler psychotischer Symptome, vor allem Halluzinationen und Wahnvorstellungen)
- **6C47.7 Bestimmte näher bezeichnete psychische oder Verhaltensstörungen durch synthetische Cathinone**
- ⇨ 6C47.70 Affektive Störung durch synthetische Cathinone (Stimmungsprobleme während oder kurz nach einer Intoxikation mit oder einem Entzug von synthetischen Cathinonen)
- ⇨ 6C47.71 Angststörung durch synthetische Cathinone (Angstsymptome während oder kurz nach einer Intoxikation mit synthetischen Cathinonen oder einem Entzug von synthetischen Cathinonen)
- ⇨ 6C47.72 Zwangsstörung oder verwandte Störungen durch synthetische Cathinone (wiederkehrende aufdringliche Gedanken oder Sorgen, die in der Regel mit Angst verbunden sind und typischerweise von wiederkehrenden Verhaltensweisen begleitet werden, die als Reaktion darauf ausgeführt werden, oder durch wiederkehrende und gewohnheitsmäßige Handlungen, die sich auf die Haut richten (z. B. an den Haaren ziehen, in der Haut zupfen) und während oder kurz nach einer Intoxikation mit synthetischen Cathinonen oder einem Entzug von synthetischen Cathinonen auftreten)
- ⇨ 6C47.73 Impulskontrollstörung durch synthetische Canthinone (anhaltend wiederholte Verhaltensweisen, bei denen es wiederholt nicht gelingt, einem Impuls, Trieb oder Drang zu widerstehen, eine Handlung auszuführen)

* * *

## STÖRUNGEN DURCH KOFFEIN

- ICD 11: 6C48
- ICD-10: F15

### CHARAKTERISTIKA

Hauptmerkmal sind der Koffeinkonsum[4] und daraus entstehende Folgen auf das zentrale Nervensystem. Koffein kann Entzugserscheinungen und Angstsymptome hervorrufen.

### AUSGESCHLOSSENE BEFUNDE

- Störungen durch Stimulanzien, einschliesslich Amphetamine, Methamphetamine oder Methcathinone 6C46 [ICD-10: F15.9]
- Gefährlicher Koffeingebrauch QE11.5 [ICD-10: Z72.2]

### UNTERTEILUNG

- **6C48.0 Episode durch schädlichen Gebrauch von Koffein**
- **6C48.1 Schädliches Verhaltensmuster bei Gebrauch von Koffein**
- ⇨ 6C48.10 Schädliches Verhaltensmuster bei Gebrauch von Koffein, episodisch (episodischer Koffeinkonsum über einen Zeitraum von mindestens zwölf Monaten)
- ⇨ 6C48.11 Schädliches Verhaltensmuster bei Gebrauch von Koffein, kontinuierlich (kontinuierlicher

Koffeinkonsum über einen Zeitraum von mindestens einem Monat)
- **6C48.2 Koffeinintoxikation**
- **6C48.3 Koffeinentzug**
- **6C48.4 Bestimmte näher bezeichnete psychische oder Verhaltensstörungen durch Koffein**
- ⇨ 6C48.40 Angststörung durch Koffein (Angstsymptome während oder kurz nach einer Koffeinintoxikation oder einem Koffeinentzug)

* * *

## STÖRUNGEN DURCH HALLUZINOGENE

- ICD-11: 6C49
- ICD-10: F16

### CHARAKTERISTIKA

Hauptmerkmal sind der Halluzinogenkonsum[5] und daraus entstehende Folgen auf das zentrale Nervensystem. Halluzinogene können psychotische Störungen verursachen.

### UNTERTEILUNG

- **6C49.0 Episode durch schädlichen Gebrauch von Halluzinogenen**
- **6C49.1 Schädliches Verhaltensmuster bei Gebrauch von Halluzinogenen**
- ⇨ 6C49.10 Schädliches Verhaltensmuster bei Gebrauch von Halluzinogenen, episodisch (episodischer Halluzinogenkonsum über einen Zeitraum von mindestens 12 Monaten)

- ⇨ 6C49.11 Schädliches Verhaltensmuster bei Gebrauch von Halluzinogenen, kontinuierlich (kontinuierlicher Halluzinogenkonsum über einen Zeitraum von mindestens einem Monat)
- **6C49.2 Halluzinogenabhängigkeit**
- ⇨ 6C49.20 Halluzinogenabhängigkeit, gegenwärtiger Gebrauch (Halluzinogenkonsum innerhalb des letzten Monats)
- ⇨ 6C49.21 Halluzinogenabhängigkeit, frühe Vollremission (Betroffener ist über einen Zeitraum von ein bis zwölf Monaten abstinent)
- ⇨ 6C49.22 Halluzinogenabhängigkeit, anhaltende Teilremission (Halluzinogenkonsum ist über einen Zeitraum von mehr als zwölf Monaten deutlich zurückgegangen)
- ⇨ 6C49.23 Halluzinogenabhängigkeit, anhaltende Vollremission (Betroffener ist seit zwölf Monaten oder länger abstinent)
- **6C49.3 Halluzinogenintoxikation**
- **6C49.4 Halluzinogeninduziertes Delir**
- **6C49.5 Psychotische Störung durch Halluzinogene**
- **6C49.6 Bestimmte näher bezeichnete psychische oder Verhaltensstörungen durch Halluzinogene**
- ⇨ 6C49.60 Affektive Störung durch Halluzinogene (Stimmungs-Symptome während oder kurz nach der Intoxikation mit Halluzinogenen)
- ⇨ 6C49.61 Angststörung durch Halluzinogene (Angstsymptome während oder kurz nach einer Halluzinogenintoxikation)

* * *

## STÖRUNGEN DURCH NIKOTIN

- ICD-11: 6C4A
- ICD-10: F17

### CHARAKTERISTIKA

Hauptmerkmal sind der Nikotinkonsum (Wirkstoff der Tabakpflanze) und daraus entstehende Folgen auf das zentrale Nervensystem. Alkohol kann einen Entzug hervorrufen und abhängig machen.

### UNTERTEILUNG

- **6C4A.0 Episode durch schädlichen Gebrauch von Nikotin**
- **6C4A.1 Schädliches Verhaltensmuster bei Gebrauch von Nikotin**
- ⇨ 6C4A.10 Schädliches Verhaltensmuster bei Gebrauch von Nikotin, episodisch (episodischer Nikotinkonsum über einen Zeitraum von mindestens zwölf Monaten)
- ⇨ 6C4A.11 Schädliches Verhaltensmuster bei Gebrauch von Nikotin, kontinuierlich (kontinuierlicher Nikotinkonsum über einen Zeitraum von mindestens einem Monat)
- **6C4A.2 Nikotinabhängigkeit**
- ⇨ 6C4A.20 Nikotinabhängigkeit, gegenwärtiger Gebrauch (Nikotinkonsum innerhalb des letzten Monats)
- ⇨ 6C4A.21 Nikotinabhängigkeit, frühe Vollremission (Betroffener ist über einen Zeitraum von ein bis zwölf Monaten nikotinabstinent)

- ⇨ 6C4A.22 Nikotinabhängigkeit, anhaltende Teilremission (Nikotinkonsum ist über einen Zeitraum von mehr als zwölf Monaten deutlich zurückgegangen)
- ⇨ 6C4A.23 Nikotinabhängigkeit, anhaltende Vollremission (Betroffener ist seit zwölf Monaten oder länger nikotinabstinent)
- **6C4A.3 Nikotinintoxikation**
- **6C4A.4 Nikotinentzug**

* * *

## STÖRUNGEN DURCH VOLATILE INHALANZIEN

- ICD-11: 6C4B
- ICD-10: F18

### CHARAKTERISTIKA

Hauptmerkmal sind der Konsum volatiler Inhalanzien[6] und daraus entstehende Folgen auf das zentrale Nervensystem und das Gefäßsystem. Volatile Inhalanzien können eine Intoxikation und Entzug hervorrufen und abhängig machen.

### UNTERTEILUNG

- **6C4B.0 Episode durch schädlichen Gebrauch von volatilen Inhalanzien**
- **6C4B.1 Schädliches Verhaltensmuster bei Gebrauch volatiler Inhalanzien**
- ⇨ 6C4B.10 Schädliches Verhaltensmuster bei Gebrauch volatiler Inhalanzien, episodisch (episodischer Konsum volatiler Inhalanzien ist über einen Zeitraum von mindestens zwölf Monaten)

- ⇨ 6C4B.11 Schädliches Verhaltensmuster bei Gebrauch volatiler Inhalanzien, kontinuierlich (kontinuierlicher Konsum volatiler Inhalanzien ist über einen Zeitraum von mindestens einem Monat)
- **6C4B.2 Abhängigkeit von volatilen Inhalanzien**
- ⇨ 6C4B.20 Abhängigkeit von volatilen Inhalanzien, gegenwärtiger Gebrauch (Konsum von volatilen Inhalanzien innerhalb des letzten Monats)
- ⇨ 6C4B.21 Abhängigkeit von volatilen Inhalanzien, frühe Vollremission (Betroffener ist über einen Zeitraum von ein bis zwölf Monaten abstinent)
- ⇨ 6C4B.22 Abhängigkeit von volatilen Inhalanzien, anhaltende Teilremission (Konsum volatiler Inhalanzien ist über einen Zeitraum von mehr als zwölf Monaten deutlich zurückgegangen)
- ⇨ 6C4B.23 Abhängigkeit von volatilen Inhalanzien, anhaltende Vollremission (Betroffener ist seit zwölf Monaten oder länger abstinent)
- **6C4B.3 Intoxikation durch volatile Inhalanzien**
- **6C4B.4 Entzug von volatilen Inhalanzien**
- **6C4B.5 Delir durch volatile Inhalanzien**
- **6C4B.6 Psychotische Störung durch volatile Inhalanzien**
- **6C4B.7 Bestimmte näher bezeichnete psychische oder Verhaltensstörungen durch volatile Inhalanzien**
- ⇨ 6C4B.70 Affektive Störung durch volatile Inhalanzien (Stimmungssymptome während oder kurz nach einer Intoxikation mit volatilen Inhalanzien oder einem Entzug)
- ⇨ 6C4B.71 Angststörung durch volatile Inhalanzien (Angstsymptome während oder kurz nach einer Intoxikation mit volatilen Inhalanzien oder einem Entzug)

* * *

## STÖRUNGEN DURCH MDMA ODER VERWANDTE DROGEN, EINSCHLIESSLICH MDA

- ICD-11: 6C4C
- ICD-10: F19

### CHARAKTERISTIKA

Hauptmerkmal sind der Konsum von MDMA[7] oder verwandten Drogen, einschließlich MDA[8] und daraus entstehende Folgen auf das zentrale Nervensystem. MDMA oder verwandte Drogen können zu substanzinduzierten psychischen Störungen führen.

### AUSGESCHLOSSENE BEFUNDE

- Gefährlicher Gebrauch von MDMA oder verwandten Drogen QE11.6 [ICD-10: Z72.2]

### UNTERTEILUNG

- **6C4C.0 Episode durch schädlichen Gebrauch von MDMA oder verwandten Drogen, einschließlich MDA**
- **6C4C.1 Schädliches Verhaltensmuster bei Gebrauch von MDMA oder verwandten Drogen, einschließlich MDA**
- ⇨ 6C4C.10 Schädliches Verhaltensmuster bei Gebrauch von MDMA oder verwandten Drogen, einschließlich MDA, episodisch (episodischer Konsum von MDMA

oder verwandten Drogen über einen Zeitraum von mindestens zwölf Monaten)

- ⇨ 6C4C.11 Schädliches Verhaltensmuster bei Gebrauch von MDMA oder verwandten Drogen, einschließlich MDA, kontinuierlich (kontinuierlicher Konsum von MDMA oder verwandten Drogen über einen Zeitraum von mindestens einem Monat)
- **6C4C.2 Abhängigkeit von MDMA oder verwandten Drogen, einschließlich MDA**
- ⇨ 6C4C.20 Abhängigkeit von MDMA oder verwandten Drogen, einschließlich MDA, gegenwärtiger Gebrauch (MDMA- oder verwandter Drogenkonsum innerhalb des letzten Monats)
- ⇨ 6C4C.21 Abhängigkeit von MDMA oder verwandten Drogen, einschließlich MDA, frühe Vollremission (Betroffener ist während eines Zeitraums von ein bis zwölf Monaten von MDMA oder einer verwandten Droge, einschließlich MDA, abstinent gewesen)
- ⇨ 6C4C.22 Abhängigkeit von MDMA oder verwandten Drogen, einschließlich MDA, anhaltende Teilremission (Konsum von MDMA oder verwandten Drogen, einschließlich MDA, über einen Zeitraum von mehr als zwölf Monaten ist deutlich zurückgegangen)
- ⇨ 6C4C.23 Abhängigkeit von MDMA oder verwandten Drogen, einschließlich MDA, anhaltende Vollremission (Betroffener ist seit zwölf Monaten oder länger von MDMA oder verwandten Drogen, einschließlich MDA, abstinent)
- **6C4C.3 Intoxikation durch MDMA oder verwandte Drogen, einschließlich MDA**
- **6C4C.4 Entzug von MDMA oder verwandten Drogen, einschließlich MDA**
- **6C4C.5 Delir durch MDMA oder verwandte Drogen, einschließlich MDA**

- **6C4C.6 Psychotische Störung durch MDMA oder verwandte Drogen, einschließlich MDA**
- **6C4C.7 Bestimmte näher bezeichnete psychische oder Verhaltensstörungen durch MDMA oder verwandte Drogen, einschließlich MDA**
- ⇨ 6C4C.70 Affektive Störung durch MDMA oder verwandte Drogen, einschließlich MDA (Stimmungssymptome während oder kurz nach einer Intoxikation mit MDMA oder verwandten Drogen)
- ⇨ 6C4C.71 Angststörung durch MDMA oder verwandte Drogen (Angstsymptome während oder kurz nach einer Intoxikation mit MDMA oder verwandten Drogen)

* * *

## STÖRUNGEN DURCH DISSOZIATIVA, EINSCHLIESSLICH KETAMIN ODER PCP [PHENYLCYCLIDIN]

- ICD-11: 6C4D
- ICD-10: F19

### CHARAKTERISTIKA

Hauptmerkmal sind der Konsum dissoziativer Arzneimittel[9] und daraus entstehende Folgen auf das zentrale Nervensystem. Dissoziative Arzneimittel können abhängig machen.

## AUSGESCHLOSSENE BEFUNDE

- Gefährlicher Gebrauch von Dissoziativa, einschliesslich Ketamin oder Phencyclidin QE11.7 [ICD-10: Z72.2]

## UNTERTEILUNG

- **6C4D.0 Episode durch schädlichen Gebrauch von Dissoziativa, einschließlich Ketamin oder PCP**
- **6C4D.1 Schädliches Verhaltensmuster bei Gebrauch von Dissoziativa, einschließlich Ketamin oder PCP**
- ⇨ 6C4D.10 Schädliches Verhaltensmuster bei Gebrauch von Dissoziativa, einschließlich Ketamin oder PCP, episodisch (episodischer Konsum von dissoziativen Arzneimitteln über einen Zeitraum von mindestens zwölf Monaten)
- ⇨ 6C4D.11 Schädliches Verhaltensmuster bei Gebrauch von Dissoziativa, einschließlich Ketamin oder PCP, kontinuierlich (kontinuierlicher Konsum von dissoziativen Arzneimitteln über einen Zeitraum von mindestens einem Monat)
- **6C4D.2 Abhängigkeit von Dissoziativa, einschließlich Ketamin oder PCP [Phenylcyclidin]**
- ⇨ 6C4D.20 Abhängigkeit von Dissoziativa, einschließlich Ketamin oder PCP, gegenwärtiger Gebrauch (Konsum dissoziativer Arzneimittel innerhalb des letzten Monats)
- ⇨ 6C4D.21 Abhängigkeit von Dissoziativa, einschließlich Ketamin oder PCP, frühe Vollremission (Betroffener ist während eines Zeitraums von ein bis zwölf Monaten abstinent von dissoziativen Arzneimitteln gewesen)

- ⇨ 6C4D.22 Abhängigkeit von Dissoziativa, einschließlich Ketamin oder PCP, anhaltende Teilremission (Konsum dissoziativer Arzneimittel über einen Zeitraum von mehr als zwölf Monaten)
- ⇨ 6C4D.23 Abhängigkeit von Dissoziativa, einschließlich Ketamin oder PCP, anhaltende Vollremission (Betroffener ist seit zwölf Monaten oder länger abstinent)
- **6C4D.3 Intoxikation durch Dissoziativa, einschließlich Ketamin oder PCP**
- **6C4D.4 Delir durch Dissoziativa einschließlich Ketamin oder PCP**
- **6C4D.5 Psychotische Störung durch Dissoziativa, einschließlich Ketamin und PCP**
- **6C4D.6 Bestimmte näher bezeichnete psychische oder Verhaltensstörungen durch Dissoziativa, einschließlich Ketamin oder PCP**
- ⇨ 6C4D.60 Affektive Störung durch Dissoziativa, einschließlich Ketamin oder PCP [Phenylcyclidin] (Stimmungsstörungen während oder kurz nach einer Intoxikation mit dissoziativen Drogen)
- ⇨ 6C4D.61 Angststörung durch Dissoziativa, einschließlich Ketamin oder PCP (Angstsymptome während oder kurz nach der Intoxikation mit dissoziativen Arzneimitteln)

* * *

## STÖRUNGEN DURCH SONSTIGE NÄHER BEZEICHNETE PSYCHOAKTIVE SUBSTANZEN, EINSCHLIESSLICH MEDIKAMENTE

- ICD-11: 6C4E

- ICD-10: F19.9

## CHARAKTERISTIKA

Hauptmerkmal sind der Konsum sonstiger näher bezeichneter psychoaktiver Substanzen, einschließlich Medikamenten[10] und daraus entstehende Folgen auf das zentrale Nervensystem.

## UNTERTEILUNG

- **6C4E.0 Episode durch schädlichen Gebrauch von sonstigen näher bezeichneten psychoaktiven Substanzen**
- **6C4E.1 Schädliches Verhaltensmuster bei Gebrauch sonstiger näher bezeichneter psychoaktiver Substanzen**
- ⇨ 6C4E.10 Schädliches Verhaltensmuster bei Gebrauch sonstiger näher bezeichneter psychoaktiver Substanzen, episodisch (episodischer Substanzkonsum über einen Zeitraum von mindestens zwölf Monaten)
- ⇨ 6C4E.11 Schädliches Verhaltensmuster bei Gebrauch sonstiger näher bezeichneter psychoaktiver Substanzen, kontinuierlich (kontinuierlicher Substanzkonsum über einen Zeitraum von mindestens einem Monat)
- **6C4E.2 Abhängigkeit von sonstigen näher bezeichneten psychoaktiven Substanzen**
- ⇨ 6C4E.20 Abhängigkeit von sonstigen näher bezeichneten psychoaktiven Substanzen, gegenwärtiger Gebrauch (Konsum näher bezeichneter psychoaktiver Substanzen innerhalb des letzten Monats)
- ⇨ 6C4E.21 Abhängigkeit von sonstigen näher bezeichneten psychoaktiven Substanzen, frühe Vollremission (Betroffener ist während eines Zeitraums

von ein bis zwölf Monaten von der näher bezeichneten Substanz abstinent)

- ⇨ 6C4E.22 Abhängigkeit von sonstigen näher bezeichneten psychoaktiven Substanzen, anhaltende Teilremission (Konsum der näher bezeichneten Substanz ist über einen Zeitraum von mehr als zwölf Monaten deutlich zurückgegangen)
- ⇨ 6C4E.23 Abhängigkeit von sonstigen näher bezeichneten psychoaktiven Substanzen, anhaltende Vollremission (Betroffener ist seit mindestens zwölf Monaten von der näher bezeichneten Substanz abstinent)
- **6C4E.3 Intoxikation durch sonstige näher bezeichnete psychoaktive Substanzen**
- **6C4E.4 Entzug von sonstigen näher bezeichneten psychoaktiven Substanzen**
- ⇨ 6C4E.40 Entzug von sonstigen näher bezeichneten psychoaktiven Substanzen, ohne Komplikation (Entzugserscheinungsbilds ohne Wahrnehmungsstörungen oder Krampfanfällen)
- ⇨ 6C4E.41 Entzug von sonstigen näher bezeichneten psychoaktiven Substanzen, mit Wahrnehmungsstörungen (Entzugszustand mit Wahrnehmungsstörungen)
- ⇨ 6C4E.42 Entzug von sonstigen näher bezeichneten psychoaktiven Substanzen, mit epileptischen Anfällen (Entzugszustand mit Krampfanfällen)
- ⇨ 6C4E.43 Entzug von sonstigen näher bezeichneten psychoaktiven Substanzen, mit Wahrnehmungsstörungen und epileptischen Anfällen (Entzugszustand sowohl mit Wahrnehmungsstörungen als auch mit Krampfanfällen)
- **6C4E.5 Delir durch sonstige näher bezeichnete psychoaktive Substanzen**

- **6C4E.6 Psychotische Störung durch sonstige näher bezeichnete psychoaktive Substanzen**
- **6C4E.7 Psychische oder Verhaltensstörungen durch bestimmte sonstige näher bezeichnete psychoaktive Substanzen**
- ⇨ 6C4E.70 Affektive Störung durch sonstige näher bezeichnete psychoaktive Substanzen (Stimmungsprobleme während oder kurz nach der Intoxikation mit einer näher bezeichneten psychoaktiven Substanz oder dem Entzug)
- ⇨ 6C4E.71 Angststörung durch sonstige näher bezeichnete psychoaktive Substanzen (Angstsymptome während oder kurz nach der Intoxikation mit einer näher bezeichneten psychoaktiven Substanz oder dem Entzug)
- ⇨ 6C4E.72 Zwangsstörung oder verwandte Störungen durch sonstige näher bezeichnete psychoaktive Substanzen (wiederkehrende aufdringliche Gedanken oder Grübeleien, die in der Regel mit Angst verbunden sind und typischerweise von wiederkehrenden Verhaltensweisen begleitet werden, die als Reaktion darauf ausgeführt werden, oder durch wiederkehrende und gewohnheitsmäßige Handlungen, die sich auf das Integument richten (z. B. Haare ziehen, in der Haut zupfen) und während oder kurz nach der Intoxikation mit einer näher bezeichneten psychoaktiven Substanz oder dem Entzug davon auftreten)
- ⇨ 6C4E.73 Impulskontrollstörung durch sonstige näher bezeichnete psychoaktive Substanzen (anhaltend wiederholte Verhaltensweisen, bei denen es dem Betroffenen wiederholt nicht gelingt, einem Impuls, Trieb oder Drang zu widerstehen, eine Handlung auszuführen)

* * *

## STÖRUNGEN DURCH MULTIPLE NÄHER BEZEICHNETE PSYCHOAKTIVE SUBSTANZEN, EINSCHLIESSLICH MEDIKAMENTE

- ICD-11: 6C4F
- ICD-10: F19

### CHARAKTERISTIKA

Hauptmerkmal sind der Konsum mehrerer spezifizierter psychoaktiver Substanzen, einschließlich Medikamenten und daraus entstehende Folgen auf das zentrale Nervensystem.

### UNTERTEILUNG

- **6C4F.0 Episode durch schädlichen Gebrauch von multiplen näher bezeichneten psychoaktiven Substanzen**
- **6C4F.1 Schädliches Verhaltensmuster bei Gebrauch von multiplen näher bezeichneten psychoaktiven Substanzen**
- ⇨ 6C4F.10 Schädliches Verhaltensmuster bei Gebrauch von multiplen näher bezeichneten psychoaktiven Substanzen, episodisch (episodischer Substanzkonsum über einen Zeitraum von mindestens zwölf Monaten)
- ⇨ 6C4F.11 Schädliches Verhaltensmuster bei Gebrauch von multiplen näher bezeichneten psychoaktiven Substanzen, kontinuierlich (kontinuierlicher Substanzkonsum über einen Zeitraum von mindestens einem Monat)
- **6C4F.2 Abhängigkeit von multiplen näher bezeichneten psychoaktiven Substanzen**

- ⇨ 6C4F.20 Abhängigkeit von multiplen näher bezeichneten psychoaktiven Substanzen, gegenwärtiger Gebrauch
- ⇨ 6C4F.21 Abhängigkeit von multiplen näher bezeichneten psychoaktiven Substanzen, frühe Vollremission
- ⇨ 6C4F.22 Abhängigkeit von multiplen näher bezeichneten psychoaktiven Substanzen, anhaltende Teilremission
- ⇨ 6C4F.23 Abhängigkeit von multiplen näher bezeichneten psychoaktiven Substanzen, anhaltende Vollremission
- **6C4F.3 Intoxikation durch multiple näher bezeichnete psychoaktive Substanzen**
- **6C4F.4 Entzug von multiplen näher bezeichneten psychoaktiven Substanzen**
- ⇨ 6C4F.40 Entzug von multiplen näher bezeichneten psychoaktiven Substanzen, ohne Komplikation
- ⇨ 6C4F.41 Entzug von multiplen näher bezeichneten psychoaktiven Substanzen, mit Wahrnehmungsstörungen
- ⇨ 6C4F.42 Entzug von multiplen näher bezeichneten psychoaktiven Substanzen, mit epileptischen Anfällen
- ⇨ 6C4F.43 Entzug von multiplen näher bezeichneten psychoaktiven Substanzen, mit Wahrnehmungsstörungen und epileptischen Anfällen
- **6C4F.5 Delir durch multiple näher bezeichnete psychoaktive Substanzen**
- **6C4F.6 Psychotische Störung durch multiple näher bezeichnete psychoaktive Substanzen**
- **6C4F.7 Psychische oder Verhaltensstörungen durch bestimmte multiple näher bezeichnete psychoaktive Substanzen**

- ⇨ 6C4F.70 Affektive Störung durch multiple näher bezeichnete psychoaktive Substanzen (Stimmungssymptome während oder kurz nach einer Intoxikation mit oder einem Entzug von mehrfach spezifizierten psychoaktiven Substanzen)
- ⇨ 6C4F.71 Angststörung durch multiple näher bezeichnete psychoaktive Substanzen (Angstsymptome während oder kurz nach einer Intoxikation mit oder einem Entzug von mehrfach spezifizierten psychoaktiven Substanzen)
- ⇨ 6C4F.72 Zwangsstörung oder verwandte Störungen durch multiple näher bezeichnete psychoaktive Substanzen (wiederkehrende aufdringliche Gedanken oder Grübeleien, die in der Regel mit Angst verbunden sind und typischerweise von wiederkehrenden Verhaltensweisen begleitet werden, die als Reaktion darauf ausgeführt werden, oder durch wiederkehrende und gewohnheitsmäßige Handlungen, die sich auf das Integument richten (z. B. an den Haaren ziehen, an der Haut zupfen), die während oder kurz nach einer Intoxikation mit oder einem Entzug von multiplen näher bezeichneten psychoaktiven Substanzen auftreten)
- ⇨ 6C4F.73 Impulskontrollstörung durch multiple näher bezeichnete psychoaktive Substanzen (anhaltend wiederholte Verhaltensweisen, bei denen es wiederholt nicht gelingt, einem Impuls, Trieb oder Drang zu widerstehen, eine Handlung auszuführen)

* * *

## STÖRUNGEN DURCH UNBEKANNTE ODER NICHT NÄHER BEZEICHNETE PSYCHOAKTIVE SUBSTANZEN

- ICD-11: 6C4G
- ICD-10: F19

### CHARAKTERISTIKA

Hauptmerkmal sind der Konsum unbekannter oder nicht näher bezeichneter psychoaktiver Substanzen und daraus entstehende Folgen auf das zentrale Nervensystem.

### UNTERTEILUNG

- **6C4G.0 Episode durch schädlichen Gebrauch von unbekannten oder nicht näher bezeichneten psychoaktiven Substanzen**
- **6C4G.1 Schädliches Verhaltensmuster bei Gebrauch von unbekannten oder nicht näher bezeichneten psychoaktiven Substanzen**
- ⇨ 6C4G.10 Schädliches Verhaltensmuster bei Gebrauch von unbekannten oder nicht näher bezeichneten psychoaktiven Substanzen, episodisch (episodischer Substanzkonsum über einen Zeitraum von mindestens zwölf Monaten)
- ⇨ 6C4G.11 Schädliches Verhaltensmuster bei Gebrauch von unbekannten oder nicht näher bezeichneten psychoaktiven Substanzen, kontinuierlich (kontinuierlicher Substanzkonsum über einen Zeitraum von mindestens einem Monat)
- **6C4G.2 Abhängigkeit von unbekannten oder nicht näher bezeichneten psychoaktiven Substanzen**

- ⇨ 6C4G.20 Abhängigkeit von unbekannten oder nicht näher bezeichneten psychoaktiven Substanzen, gegenwärtiger Gebrauch (Substanzkonsum innerhalb des letzten Monats)
- ⇨ 6C4G.21 Abhängigkeit von unbekannten oder nicht näher bezeichneten psychoaktiven Substanzen, frühe Vollremission (Betroffener ist über einen Zeitraum von ein bis zwölf Monaten abstinent)
- ⇨ 6C4G.22 Abhängigkeit von unbekannten oder nicht näher bezeichneten psychoaktiven Substanzen, anhaltende Teilremission (Konsum der Substanz ist über einen Zeitraum von mehr als zwölf Monaten deutlich zurückgegangen)
- ⇨ 6C4G.23 Abhängigkeit von unbekannten oder nicht näher bezeichneten psychoaktiven Substanzen, anhaltende Vollremission (Betroffener ist seit zwölf Monaten oder länger abstinent)
- **6C4G.3 Intoxikation mit unbekannten oder nicht näher bezeichneten psychoaktiven Substanzen**
- **6C4G.4 Entzug durch unbekannte oder nicht näher bezeichnete psychoaktive Substanzen**
- ⇨ 6C4G.40 Entzug durch unbekannte oder nicht näher bezeichnete psychoaktive Substanzen, ohne Komplikation (Entzugszustand ohne Wahrnehmungsstörungen oder Krampfanfälle)
- ⇨ 6C4G.41 Entzug durch unbekannte oder nicht näher bezeichnete psychoaktive Substanzen mit Wahrnehmungsstörungen (Entzugszustand mit Wahrnehmungsstörungen (z. B. visuelle oder taktile Halluzinationen oder Illusionen) bei intakter Realitätsprüfung)
- ⇨ 6C4G.42 Entzug durch unbekannte oder nicht näher bezeichnete psychoaktive Substanzen mit epileptischen

Anfällen (Entzug mit Krampfanfällen: generalisierte tonisch-klonische Anfälle)

- ⇨ 6C4G.43 Entzug durch unbekannte oder nicht näher bezeichnete psychoaktive Substanzen mit Wahrnehmungsstörungen und epileptischen Anfällen (Entzugssyndrom mit Wahrnehmungsstörungen und Krampfanfällen)
- **6C4G.5 Delir durch unbekannte oder nicht näher bezeichnete psychoaktive Substanzen**
- **6C4G.6 Psychotische Störung durch unbekannte oder nicht näher bezeichnete psychoaktive Substanzen**
- **6C4G.7 Störungen durch bestimmte unbekannte oder nicht näher bezeichnete psychoaktive Substanzen**
- ⇨ 6C4G.70 Affektive Störung durch unbekannte oder nicht näher bezeichnete psychoaktive Substanzen (Stimmungsprobleme während oder kurz nach der Intoxikation mit oder dem Entzug)
- ⇨ 6C4G.71 Angststörung durch unbekannte oder nicht näher bezeichnete psychoaktive Substanzen (Angstsymptome während oder kurz nach der Intoxikation mit einer unbekannten oder nicht näher bezeichneten psychoaktiven Substanz oder dem Entzug dieser Substanz)
- ⇨ 6C4G.72 Zwangsstörung oder verwandte Störungen durch unbekannte oder nicht näher bezeichnete psychoaktive Substanzen (wiederkehrende aufdringliche Gedanken oder Grübeleien, die in der Regel mit Angst verbunden sind und typischerweise von wiederkehrenden Verhaltensweisen begleitet werden, die als Reaktion darauf ausgeführt werden, oder durch wiederkehrende und gewohnheitsmäßige Handlungen, die sich auf das

Integument richten (z. B. an den Haaren ziehen, an der Haut zupfen) und während oder kurz nach der Intoxikation mit einer unbekannten oder nicht näher bezeichneten psychoaktiven Substanz oder deren Entzug auftreten)
- ⇨ 6C4G.73 Impulskontrollstörung durch unbekannte oder nicht näher bezeichnete psychoaktive Substanzen (anhaltend wiederholte Verhaltensweisen, bei denen es dem Betroffenen wiederholt nicht gelingt, einem Impuls, Trieb oder Drang zu widerstehen, eine Handlung auszuführen)

* * *

## STÖRUNGEN DURCH NICHTPSYCHOAKTIVE SUBSTANZEN

- ICD-11: 6C4H
- ICD-10: F55

## CHARAKTERISTIKA

Hauptmerkmal ist der nichtmedizinischen Konsum nichtpsychoaktiver Substanzen[11].

## UNTERTEILUNG

- **6C4H.0 Episode durch schädlichen Gebrauch von nichtpsychoaktiven Substanzen**
- **6C4H.1 Schädliches Verhaltensmuster bei Gebrauch von nichtpsychoaktiven Substanzen**
- ⇨ 6C4H.10 Schädliches Verhaltensmuster bei Gebrauch von nichtpsychoaktiven Substanzen, episodisch (episodischer oder intermittierender Konsum

nichtpsychoaktiver Substanzen über einen Zeitraum von mindestens zwölf Monaten)

- ⇨ 6C4H.11 Schädliches Verhaltensmuster bei Gebrauch von nichtpsychoaktiven Substanzen, kontiniuerlich (kontinuierlicher Konsum nichtpsychoaktiver Substanzen über einen Zeitraum von mindestens einem Monat)

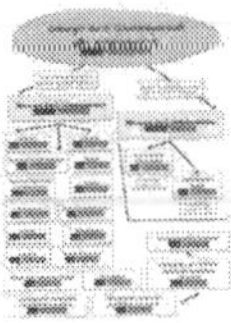

# Störungen durch Verhaltenssüchte

## WIEDERHOLTES SUCHTVERHALTEN

- ICD-11: 6C50-6C5Z
- ICD-10: F53

### CHARAKTERISTIKA

Ausprägungen sind wiederholte belohnende Verhaltensweisen, bei denen es sich nicht um den Konsum von abhängigkeitserzeugenden Substanzen handelt.

### AUSGESCHLOSSENE BEFUNDE

- Störung mit zwanghaftem Sexualverhalten 6C72 [ICD-10: F52.7]
- Paraphile Störungen 6D30-6D3Z [ICD-10: F65.-]

* * *

## PATHOLOGISCHES GLÜCKSPIELEN

- ICD-11: 6C50
- ICD-10: F63.0

### CHARAKTERISTIKA

Hauptmerkmal ist ein anhaltendes oder wiederkehrendes Glücksspielverhalten.

### ZUGEORDNETE BEFUNDE

- Zwanghaftes Glücksspielen

### AUSGESCHLOSSENE BEFUNDE

- Bipolare Störung Typ I 6A60 [ICD-10: F31]
- Bipolare Störung Typ II 6A61 [ICD-10: F31]
- Gefährliches Glücksspielen oder Wetten QE21 [ICD-10: Z72.6]

### UNTERTEILUNG

- 6C50.0 Pathologisches Glückspielen, vorwiegend offline
- 6C50.1 Pathologisches Glückspielen, vorwiegend online

* * *

## PATHOLOGISCHES SPIELEN

- ICD-11: 6C51

- ICD-10: F63.8

## CHARAKTERISTIKA

Hauptmerkmal ist ein anhaltendes oder wiederkehrendes Spielverhalten.

## AUSGESCHLOSSENE BEFUNDE

- Gefährliches Computerspielen QE22 [ICD-10: Z64.3]
- Bipolare Störung Typ I 6A60 [ICD-10: F31]
- Bipolare Störung Typ II 6A61 [ICD-10: F31]

## UNTERTEILUNG

- 6C51.0 Pathologisches Spielen, vorwiegend online
- 6C51.1 Pathologisches Spielen, vorwiegend offline

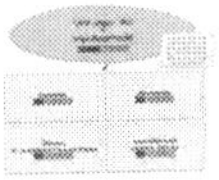

# *Kapitel Dreizehn*

## STÖRUNGEN DER IMPULSKONTROLLE

- ICD-11: 6C70-6C7Z
- ICD-10: F63

### CHARAKTERISTIKA

Hauptmerkmal ist das wiederholte Unvermögen, einem Impuls, Trieb oder Drang zu widerstehen, eine Handlung auszuführen. Vor den Taten besteht ein zunehmendes Gefühl der Anspannung oder affektiven Erregung und während und unmittelbar danach ein Gefühl der Freude, Erregung, Erleichterung oder Befriedigung.

### ANDERENORTS KLASSIFIZIERT

- Substanzinduzierte Impulskontrollstörung
- Pathologisches Glückspielen 6C50 [ICD-10: F63.0]

- Pathologisches Spielen 6C51 [ICD-10: F63.8]
- Sekundäres Impulskontrollsyndrom 6E66 [ICD-10: F50-59]
- Körperbezogene repetitive Verhaltensstörungen 6B25 [ICD-10: F42.8]

# Störungen der Impulskontrolle

6C70-6C7Z ICD-10: F63.-

wiederholtes Unvermögen, einem Impuls, Trieb oder Drang zu widerstehen bzw. eine Handlung auszuführen, die für die Person zumindest kurzfristig lohnend ist

**Pyromanie**
6C70 ICD-10: F63.1

**Kleptomanie**
6C71 ICD-10: F63.2

**Störung mit zwanghaftem Sexualverhalten**
6C72 ICD-10: F52.7

**Intermittierende explosive Störung**
6C73 ICD-10: F63.8

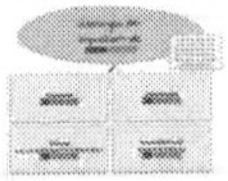

# *Pyromanie*

## STARKE IMPULSE FEUER ZU LEGEN

- ICD-11: 6C70
- ICD-10: F63.1

### CHARAKTERISTIKA

Hauptmerkmal ist ein wiederkehrendes Unvermögen, starke Impulse, Feuer zu legen, zu kontrollieren, was zu mehrfachen Handlungen oder Versuchen führt, Eigentum oder andere Objekte in Brand zu setzen, ohne dass ein offensichtliches Motiv vorliegt.

### ZUGEORDNETE BEFUNDE

- Pathologisches Brandstiftung

### AUSGESCHLOSSENE BEFUNDE

- Störung des Sozialverhaltens mit dissozialem Verhalten 6C91 [ICD-10: F91]

- Bipolare Störung Typ I 6A60 [ICD-10: F31]
- Schizophrenie oder andere primäre psychotische Störungen 6A20-6A2Z [ICD-10: F2]
- Brandstiftung als Grund für die Beobachtung bei Verdacht auf psychische Störungen oder Verhaltensstörungen, ausgeschlossen QA02.3 [ICD-10: Z03.2]

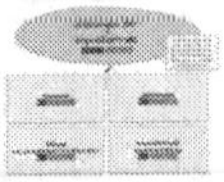

# *Kleptomanie*

STARKE IMPULSE ZUM STEHLEN

- ICD-11: 6C71
- ICD-10: F63.2

## CHARAKTERISTIKA

Hauptmerkmal ist ein wiederkehrendes Unvermögen, starke Impulse zum Stehlen von Gegenständen zu kontrollieren, ohne dass ein offensichtliches Motiv vorliegt.

## ZUGEORDNETE BEFUNDE

- Pathologisches Stehlen

## AUSGESCHLOSSENE BEFUNDE

- Ladendiebstahl als Grund für die Beobachtung bei Verdacht auf psychische Störungen oder Verhaltensstörungen, ausgeschlossen QA02.3 [ICD-10: Z03.2]

## KODIERHINWEISE UND WEITERE INFORMATIONEN

Wenn Diebstahl im Rahmen einer dissozialen Verhaltensstörung oder einer manischen Episode auftritt, sollte Kleptomanie nicht separat diagnostiziert werden.

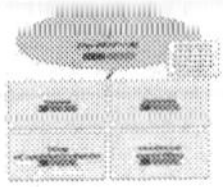

# Störung mit zwanghaftem Sexualverhalten

UNVERMÖGEN SEXUELLE IMPULSE ODER TRIEBE ZU KONTROLLIEREN

- ICD-11: 6C72
- ICD-10: F52.7

## CHARAKTERISTIKA

Hauptmerkmal ist ein anhaltendes Muster des Unvermögens, intensive, sich wiederholende sexuelle Impulse oder Triebe zu kontrollieren, was zu wiederholtem Sexualverhalten über einen längeren Zeitraum führt.

## AUSGESCHLOSSENE BEFUNDE

- Paraphile Störungen 6D30-6D3Z [ICD-10: F65]

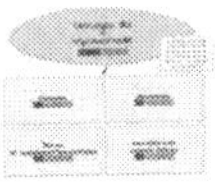

# Intermittierende explosive Störung

## WIEDERHOLTE KURZE EPISODEN VERBALER ODER KÖRPERLICHER AGGRESSION

- ICD-11: 6C73
- ICD-10: F63.8

## CHARAKTERISTIKA

Hauptmerkmal sind wiederholte kurze Episoden verbaler oder körperlicher Aggression oder Zerstörung von Eigentum, die ein Versagen bei der Kontrolle aggressiver Impulse darstellen.

## AUSGESCHLOSSENE BEFUNDE

- Störung des Sozialverhaltens mit oppositionellem, aufsässigem Verhalten 6C90 [ICD-10: F91.3]

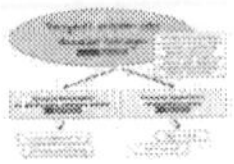

# Kapitel Vierzehn

## DISRUPTIVES VERHALTEN ODER DISSOZIALE STÖRUNGEN

- ICD-11: 6C90-6C9Z
- ICD-10: F91

### CHARAKTERISTIKA

Hauptmerkmal sind anhaltende Verhaltensprobleme, die von ausgeprägtem und anhaltendem trotzigem, ungehorsamem, provozierendem oder gehässigem Verhalten bis hin zu Verhaltensweisen reichen. Sie verletzen anhaltend die Grundrechte anderer oder wichtige altersgemäße gesellschaftliche Normen, Regeln oder Gesetze.

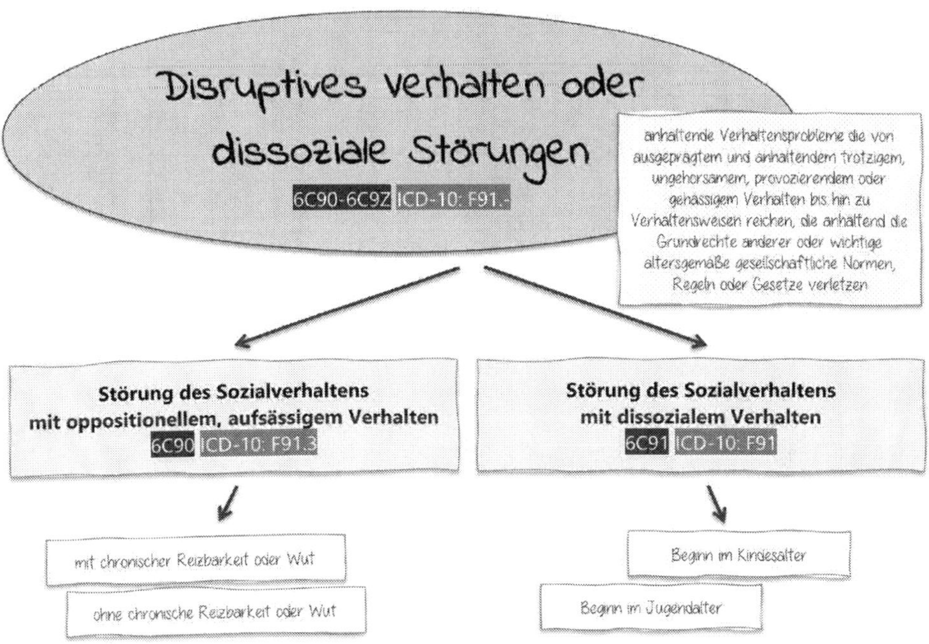
Disruptives verhalten oder
dissoziale Störungen
6C90-6C9Z ICD-10: F91.-
anhaltende Verhaltensprobleme die von ausgeprägtem und anhaltendem trotzigem, ungehorsamem, provozierendem oder gehässigem Verhalten bis hin zu Verhaltensweisen reichen, die anhaltend die Grundrechte anderer oder wichtige altersgemäße gesellschaftliche Normen, Regeln oder Gesetze verletzen
Störung des Sozialverhaltens mit oppositionellem, aufsässigem Verhalten
6C90 ICD-10: F91.3
mit chronischer Reizbarkeit oder Wut
ohne chronische Reizbarkeit oder Wut
Störung des Sozialverhaltens mit dissozialem Verhalten
6C91 ICD-10: F91
Beginn im Kindesalter
Beginn im Jugendalter

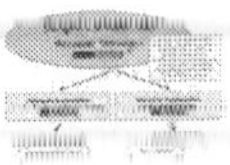

# Störung des Sozialverhaltens mit oppositionellem, aufsässigem Verhalten

## TROTZIGES, UNGEHORSAMES, PROVOZIERENDES ODER GEHÄSSIGES VERHALTEN

- ICD-11: 6C90
- ICD-10: F91.3

## CHARAKTERISTIKA

Hauptmerkmal ist eine vorherrschende, anhaltende wütende oder gereizte Stimmung, die unabhängig von offensichtlichen Provokationen vorhanden sein kann. Die negative Stimmung wird häufig von regelmäßig auftretenden heftigen Wutausbrüchen begleitet.

## UNTERTEILUNG

- **6C90.0 Störung des Sozialverhaltens mit oppositionellem, aufsässigem Verhalten und chronischer Reizbarkeit oder Wut**
- ⇨ 6C90.00 Störung des Sozialverhaltens mit oppositionellem, aufsässigem Verhalten und chronischer

Reizbarkeit oder Wut und limitierten prosozialen Emotionen[1]

- ⇨ 6C90.01 Störung mit oppositionellem Trotzverhalten mit chronischer Reizbarkeit bzw. Wut und mit typischen prosozialen Emotionen
- **6C90.1 Störung des Sozialverhaltens mit oppositionellem, aufsässigem Verhalten ohne chronische Reizbarkeit oder Wut**
- ⇨ 6C90.10 Störung des Sozialverhaltens mit oppositionellem, aufsässigem Verhalten ohne chronische Reizbarkeit oder Wut, mit limitierten prosozialen Emotionen
- ⇨ 6C90.11 Störung des Sozialverhaltens mit oppositionellem, aufsässigem Verhalten ohne chronische Reizbarkeit oder Wut, mit typischen prosozialen Emotionen

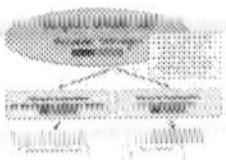

# Störung des Sozialverhaltens mit dissozialem Verhalten

## VERLETZUNG VON RECHTEN, NORMEN, REGELN ODER GESETZEN

- ICD-11: 6C91
- ICD-10: F91

### CHARAKTERISTIKA

Hauptmerkmal ist ein sich wiederholendes und anhaltendes Verhaltensmuster, bei dem die grundlegenden Rechte anderer oder wichtige altersgemäße gesellschaftliche Normen, Regeln oder Gesetze verletzt werden, z. B. Aggression gegenüber Menschen oder Tieren, Zerstörung von Eigentum, Betrug oder Diebstahl und schwerwiegende Regelverstöße.

### UNTERTEILUNG

- **6C91.0 Störung des Sozialverhaltens mit dissozialem Verhalten, Beginn im Kindesalter**
- ⇨ 6C91.00 Störung des Sozialverhaltens mit dissozialem Verhalten, Beginn im Kindesalter, mit eingeschränkten prosozialen Emotionen

- ⇨ 6C91.01 Störung des Sozialverhaltens mit dissozialem Verhalten, Beginn im Kindesalter, mit typischen prosozialen Emotionen
- **6C91.1 Störung des Sozialverhaltens mit dissozialem Verhalten, Beginn im Jugendalter**
- ⇨ 6C91.10 Störung des Sozialverhaltens mit dissozialem Verhalten, Beginn im Jugendalter, mit eingeschränkten prosozialen Emotionen
- ⇨ 6C91.11 Störung des Sozialverhaltens mit dissozialem Verhalten, Beginn im Jugendalter, mit eingeschränkten prosozialen Emotionen

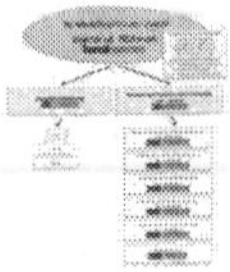

# *Kapitel Fünfzehn*

## PERSÖNLICHKEITSSTÖRUNGEN UND ZUGEHÖRIGE PERSÖNLICHKEITSMERKMALE

- ICD-11: 6D10-6D11.5
- ICD-10: F60-F62

## ANDERENORTS KLASSIFIZIERT

- Sekundäre Persönlichkeitsänderung 6E68 [ICD-10: F50-F59]

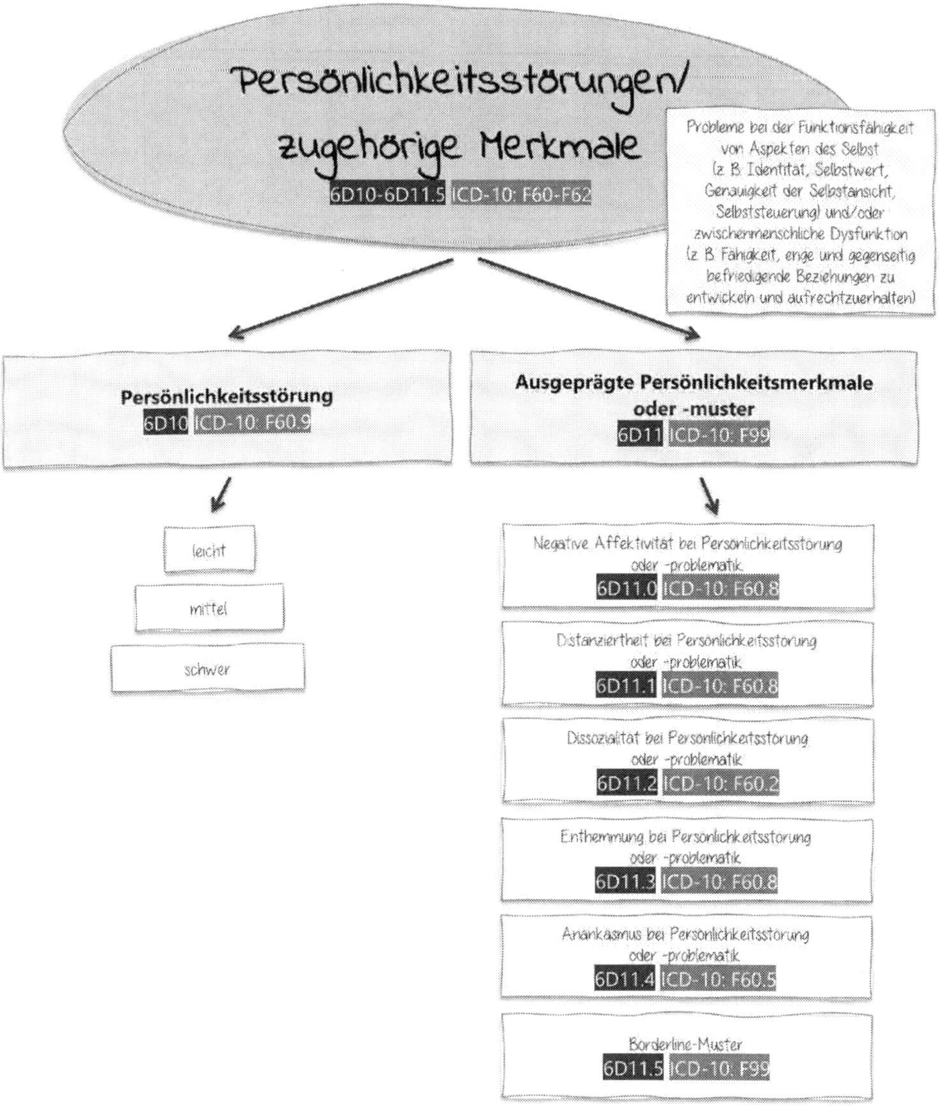

Persönlichkeitsstörungen/
zugehörige Merkmale
6D10-6D11.5 ICD-10: F60-F62
Probleme bei der Funktionsfähigkeit von Aspekten des Selbst (z. B. Identität, Selbstwert, Genauigkeit der Selbstansicht, Selbststeuerung) und/oder zwischenmenschliche Dysfunktion (z. B. Fähigkeit, enge und gegenseitig befriedigende Beziehungen zu entwickeln und aufrechtzuerhalten)
Persönlichkeitsstörung
6D10 ICD-10: F60.9
Ausgeprägte Persönlichkeitsmerkmale oder -muster
6D11 ICD-10: F99
leicht
mittel
schwer
Negative Affektivität bei Persönlichkeitsstörung oder -problematik
6D11.0 ICD-10: F60.8
Distanziertheit bei Persönlichkeitsstörung oder -problematik
6D11.1 ICD-10: F60.8
Dissozialität bei Persönlichkeitsstörung oder -problematik
6D11.2 ICD-10: F60.2
Enthemmung bei Persönlichkeitsstörung oder -problematik
6D11.3 ICD-10: F60.8
Anankasmus bei Persönlichkeitsstörung oder -problematik
6D11.4 ICD-10: F60.5
Borderline-Muster
6D11.5 ICD-10: F99

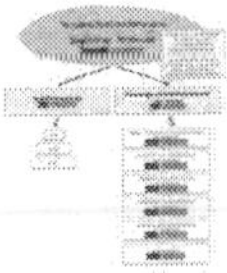

# Persönlichkeitsstörung

## PROBLEME IN DER FUNKTIONSWEISE VON ASPEKTEN DES SELBST UND ZWISCHENMENSCHLICHEN STÖRUNGEN

- ICD-11: 6D10
- ICD-10: F60.9

## CHARAKTERISTIKA

Ausprägungen sind Probleme in der Funktionsweise von Aspekten des Selbst[1] und/oder zwischenmenschlichen Störungen[2] über einen längeren Zeitraum.

## UNTERTEILUNG

- 6D10.0 Leichtgradige Persönlichkeitsstörung
- 6D10.1 Mittelgradige Persönlichkeitsstörung
- 6D10.2 Schwergradige Persönlichkeitsstörung

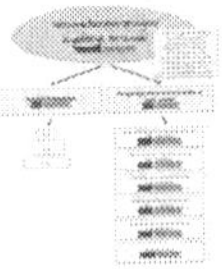

# Ausgeprägte Persönlichkeitsmerkmale oder -muster

## BESCHREIBUNG DER MERKMALE DER PERSÖNLICHKEIT

- ICD-11: 6D11
- ICD-10: F99

## CHARAKTERISTIKA

Merkmale der Persönlichkeit eines Betroffenen, die am stärksten ausgeprägt sind und zur Persönlichkeitsstörung beitragen.

## UNTERTEILUNG

- **6D11.0 Negative Affektivität bei Persönlichkeitsstörung oder -problematik** (Tendenz, ein breites Spektrum an negativen Emotionen zu erleben)
- **6D11.1 Distanziertheit bei Persönlichkeitsstörung oder -problematik** (Tendenz, zwischenmenschliche Distanz - soziale Abgeklärtheit - und emotionale Distanz - emotionale Abgeklärtheit - zu wahren)

- **6D11.2 Dissozialität bei Persönlichkeitsstörung oder -problematik** (Missachtung der Rechte und Gefühle anderer, was sowohl Egozentrik als auch mangelndes Einfühlungsvermögen umfasst)
- **6D11.3 Enthemmung bei Persönlichkeitsstörung oder -problematik** (Tendenz, aufgrund unmittelbarer äußerer oder innerer Reize - Empfindungen, Emotionen, Gedanken - unüberlegt zu handeln, ohne mögliche negative Folgen in Betracht zu ziehen)
- **6D11.4 Anankasmus bei Persönlichkeitsstörung oder -problematik** (enge Fokussierung auf den eigenen starren Standard von Perfektion und von richtig und falsch sowie auf die Kontrolle des eigenen Verhaltens und des Verhaltens anderer und die Kontrolle von Situationen, um die Übereinstimmung mit diesen Standards zu gewährleisten)
- **6D11.5 Borderline-Muster** (durchdringendes Muster der Instabilität zwischenmenschlicher Beziehungen, des Selbstbilds und der Affekte sowie ausgeprägte Impulsivität)

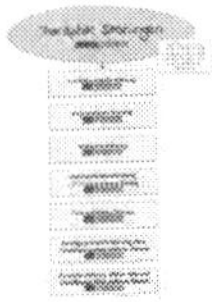

# *Kapitel Sechzehn*

## PARAPHILE STÖRUNGEN

- ICD-11: 6D30-6D3Z
- ICD-10: F65

## CHARAKTERISTIKA

Ausprägungen sind anhaltende und intensive Muster atypischer sexueller Erregung, die sich in sexuellen Gedanken, Phantasien, Trieben oder Verhaltensweisen äußern.

## ZUGEORDNETE BEFUNDE

- Paraphilien

# Paraphile Störungen

6D30-6D3Z ICD-10: F65.-

anhaltende und intensive Muster atypischer sexueller Erregung, die sich in sexuellen Gedanken, Fantasien, Trieben oder Verhaltensweisen manifestieren

**Exhibitionistische Störung**
6D30 ICD-10: F65.2

**Voyeuristische Störung**
6D31 ICD-10: F65.3

**Pädophile Störung**
6D32 ICD-10: F65.4

**Sadistische Sexualstörung mit angewendetem Zwang**
6D33 ICD-10: F65.5

**Frotteuristische Störung**
6D34 ICD-10: F65.8

**Sonstige paraphile Störung ohne Einwilligung einer anderen Person**
6D35 ICD-10: F65.8

**Paraphile Störung, alleine oder mit Einwilligung einer anderen Person**
6D36 ICD-10: F65.8

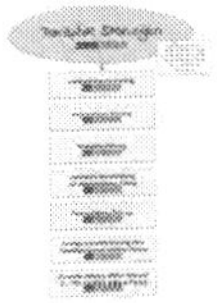

# Exhibitionistische Störung

## SEXUELLE ERREGUNG DURCH DIE ENTBLÖSSUNG DER GENITALIEN

- ICD-11: 6D30
- ICD-10: F65.2

### CHARAKTERISTIKA

Hauptmerkmal ist die Entblößung der eigenen Genitalien vor einer ahnungslosen Person an einem öffentlichen Ort, in der Regel ohne dass ein engerer Kontakt gewünscht oder beabsichtigt wird.

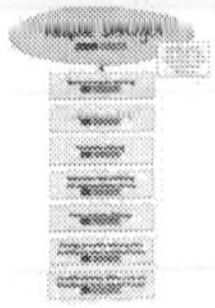

# Voyeuristische Störung

SEXUELLE ERREGUNG BEI DER BEOBACHTUNG ANDERER PERSONEN

- ICD-11: 6D31
- ICD-10: F65.3

## CHARAKTERISTIKA

Hauptmerkmal sind Gedanken, Phantasien oder Triebe die sich auf ahnungslose Personen, die nackt sind, sich gerade entkleiden oder sexuelle Handlungen vornehmen beziehen.

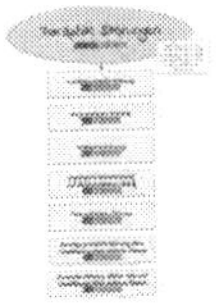

# Pädophile Störung

## SEXUELLE ERREGUNG DURCH VORPUBERTÄRE KINDER

- ICD-11: 6D32
- ICD-10: F65.4

### CHARAKTERISTIKA

Hauptmerkmal sind sexuelle Gedanken, Phantasien oder Triebe die sich auf vorpubertäre Kinder beziehen.

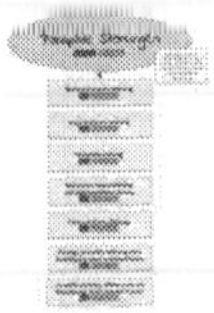

# Sadistische Sexualstörung mit angewendetem Zwang

## SEXUELLE ERREGUNG DURCH ZUFÜGUNG KÖRPERLICHEN ODER PSYCHISCHEN LEIDS

- ICD-11: 6D33
- ICD-10: F65.5

### CHARAKTERISTIKA

Hauptmerkmal ist die Zufügung körperlichen oder psychischen Leids an einer nichteinwilligenden Person.

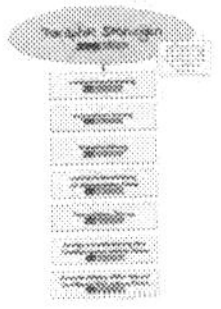

# Frotteuristische Störung

## SEXUELLE ERREGUNG DURCH BERÜHREN ODER REIBEN AN ANDEREN PERSONEN

- ICD-11: 6D34
- ICD-10: F65.8

### CHARAKTERISTIKA

Hauptmerkmal ist das Berühren oder Reiben an einer nichteinwilligenden Person an belebten öffentlichen Orten.

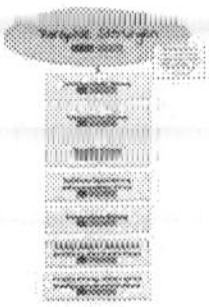

# Sonstige paraphile Störung ohne Einwilligung einer anderen Person

## SEXUELLE VERHALTENSWEISEN OHNE ZUSTIMMUNG ANDERER PERSONEN

- ICD-11: 6D35
- ICD-10: F65.8

### CHARAKTERISTIKA

Hauptmerkmal ist ein Erregungsmuster bei Personen, die nicht willens oder in der Lage sind, ihre Zustimmung zu erteilen (wie Leichen oder Tiere).

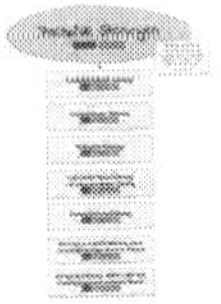

# Paraphile Störung, alleine durchgeführt oder mit Einwilligung einer anderen Person

## SEXUELLE VERHALTENSWEISEN ALLEIN ODER MIT ZUSTIMMUNG ANDERER PERSONEN

- ICD-11: 6D36
- ICD-10: F65.8

### CHARAKTERISTIKA

Hauptmerkmal sind Gedanken, Phantasien oder Triebe die sich auf einwilligungsfähige Erwachsene oder Einzelverhalten beziehen.

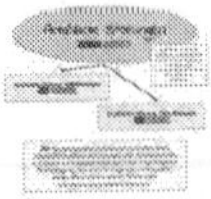

# *Kapitel Siebzehn*

## ARTIFIZIELLE STÖRUNGEN

- ICD-11: 6D50-6D5Z
- ICD-10: F68.1

### CHARAKTERISTIKA

Ausprägungen sind das absichtliche Vortäuschen, Verfälschen, Herbeiführen oder Verschlimmern von medizinischen, psychologischen oder verhaltensbezogenen Anzeichen und Symptomen oder Verletzungen bei sich selbst oder einer anderen Person.

### AUSGESCHLOSSENE BEFUNDE

- Simulieren QC30 [ICD-10: Z00-Z99]

## UNTERTEILUNG

- **6D50 Artifizielle Störung, selbstbezogen** (Betroffener konsultiert das Gesundheitswesen oder stellt sich selbst als krank, verletzt oder beeinträchtigt dar)
- **6D51 Artifizielle Störung, fremdbezogen** (für eine andere Person wird das Gesundheitswesen konsultiert oder die Person als krank, verletzt oder beeinträchtigt dargestellt)

# Artifizielle Störungen

6D50-6D5Z ICD-10: F68.1

absichtliches Vortäuschen, Verfälschen, Herbeiführen oder Verschlimmern von medizinischen, psychologischen oder verhaltensbezogenen Anzeichen und Symptomen oder Verletzungen

**Artifizielle Störung, selbstbezogen**
6D50 ICD-10: F68.1

**Artifizielle Störung, fremdbezogen**
6D51 ICD-10: F68

**DD:** Das betrügerische Verhalten ist nicht allein durch offensichtliche externe Belohnungen oder Anreize motiviert (z. B. Erwerb von Invaliditätsleistungen oder Umgehung einer Strafverfolgung). Dies steht im Gegensatz zur Simulation, bei der offensichtliche externe Belohnungen oder Anreize das Verhalten motivieren.

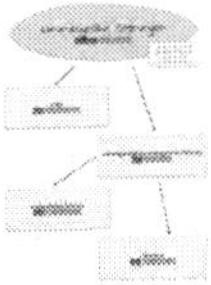

# Kapitel Achtzehn

## NEUROKOGNITIVE STÖRUNGEN

- ICD-11: 6D70-6E0Z
- ICD-10: F00-F09

### CHARAKTERISTIKA

Hauptmerkmal sind erworbene Defizite in der kognitiven Funktion.

### AUSGESCHLOSSENE BEFUNDE

- Neuronale Entwicklungsstörungen 6A00-6A0Z [ICD-10: F7-F9]

### ANDERENORTS KLASSIFIZIERT

- Sekundäres neurokognititves Syndrom 6E67 [ICD-10: F50-F59]

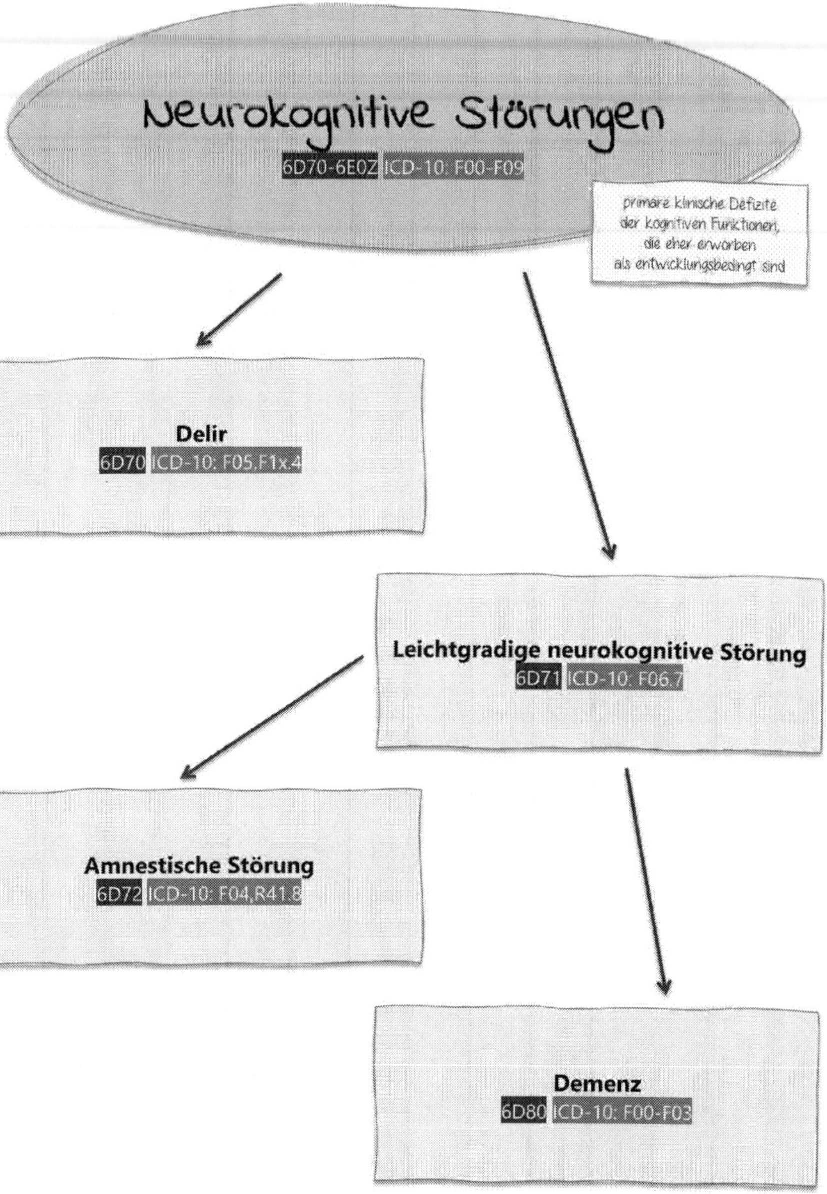
Neurokognitive Störungen
6D70-6E0Z ICD-10: F00-F09
primäre klinische Defizite der kognitiven Funktionen, die eher erworben als entwicklungsbedingt sind
Delir
6D70 ICD-10: F05,F1x.4
Leichtgradige neurokognitive Störung
6D71 ICD-10: F06.7
Amnestische Störung
6D72 ICD-10: F04,R41.8
Demenz
6D80 ICD-10: F00-F03

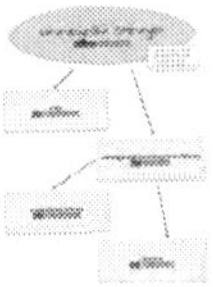

# Delir

## STÖRUNG DER AUFMERKSAMKEIT, DER ORIENTIERUNG UND DES BEWUSSTSEINS

- ICD-11: 6D70
- ICD-10: F05, F1x.4

## CHARAKTERISTIKA

Ausprägung ist eine akute Störung der Aufmerksamkeit, der Orientierung und des Bewusstseins.

## UNTERTEILUNG

- **6D70.0 Delir aufgrund einer anderenorts klassifizierten Krankheit** (direkte physiologische Folge einer anderenorts eingestuften Störung oder Krankheit)
- **6D70.1 Delir durch psychoaktive Substanzen, einschließlich Medikamente** (durch die direkten physiologischen Auswirkungen einer Substanz oder eines Medikaments, einschließlich Entzug)
- **6D70.2 Delir durch multiple ätiologische Faktoren** (auf mehrere ursächliche Faktoren zurückzuführen)

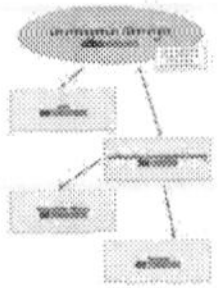

# Leichtgradige neurokognitive Störung

## MILDE KOGNITIVE DEFIZITE

- ICD-11: 6D71
- ICD-10: F06.7

### CHARAKTERISTIKA

Hauptmerkmal ist eine leichte Beeinträchtigung in einem oder mehreren kognitiven Bereichen.

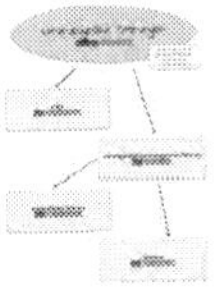

# Amnestische Störung

## AUSGEPRÄGTE GEDÄCHTNISSTÖRUNG

- ICD-11: 6D72
- ICD-10: F04,R41.8

### CHARAKTERISTIKA

Hauptmerkmal ist ein ausgeprägte Gedächtnisstörung.

### AUSGESCHLOSSENE BEFUNDE

- Delir 6D70 [ICD-10: F05,F1x.4]
- Demenz 6D80-6D8Z [ICD-10: F00-F03]
- Leichtgradige neurokognitive Störung 6D71 [ICD-10: F06.7]

### UNTERTEILUNG

- **6D72.0 Amnestische Störung durch anderenorts klassifizierte Krankheiten**

- **6D72.1 Amnestische Störung durch psychoaktive Substanzen, einschließlich Medikamente** (direkte Folge des Konsums psychoaktiver Substanzen)
- ⇨ 6D72.10 Amnestische Störung durch Alkohol
- ⇨ 6D72.11 Amnestische Störung durch Sedativa, Hypnotika oder Anxiolytika
- ⇨ 6D72.12 Amnestische Störung durch sonstige näher bezeichnete psychoaktive Substanzen, einschließlich Medikamente
- ⇨ 6D72.13 Amnestische Störung durch Gebrauch von flüchtigen Inhalanzien
- **6D72.2 Amnestische Störung durch unbekannte oder nicht näher bezeichnete ätiologische Faktoren**

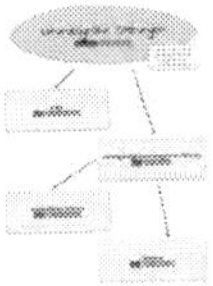

# *Demenz*

## AUSGEPRÄGTE KOGNITIVE DEFIZITE

- ICD-11: 6D80
- ICD-10: F00-F03

### CHARAKTERISTIKA

Hauptmerkmal sind ausgeprägte Beeinträchtigungen in zwei oder mehr kognitiven Bereichen.

### ZUGEORDNETE BEFUNDE

- Demenz o.n.A.

### AUSGESCHLOSSENE BEFUNDE

- Koma MB20.1 [ICD-10: R40.2]
- Delir 6D70 [ICD-10: F05,F1x.4]
- Störungen der Intelligenzentwicklung 6A00 [ICD-10: F70-F79]

- Neuronale Entwicklungsstörungen 6A00-6A0Z [ICD-10: F70-F79]
- Stupor MB20.0 [ICD-10: R40.1]
- Alterungsbedingter Rückgang der intrinsischen Kapazität MG2A [ICD-10: R54]

## UNTERTEILUNG

- **6D80 Demenz durch Alzheimer-Krankheit** (langsame aber stetige Verschlechterung der kognitiven Leistungsfähigkeit)
- ⇨ 6D80.0 Demenz durch Alzheimer-Krankheit mit frühem Beginn (Symptome vor dem 65. Lebensjahr)
- ⇨ 6D80.1 Demenz durch Alzheimer-Krankheit mit spätem Beginn (Symptome ab dem 65. Lebensjahr)
- ⇨ 6D80.2 Alzheimer-Demenz, gemischter Typ, mit zerebrovaskulärer Krankheit (gleichzeitige Alzheimer und zerebrovaskuläre Krankheit).
- ⇨ 6D80.3 Alzheimer-Demenz, gemischter Typ, mit sonstiger nichtvaskulärer Ätiologie
- **6D81 Demenz durch zerebrovaskuläre Krankheit** (kognitive Defizite in zeitlichem Zusammenhang mit einem oder mehreren vaskulären Ereignissen)
- **6D82 Demenz durch Lewy-Körper-Krankheit** (Defizite im Bereich der Aufmerksamkeit und der kognitiven Grundleistungen)
- **6D83 Frontotemporale Demenz** (Demenz mit ausgeprägten Persönlichkeits- und Verhaltensänderungen)
- **6D84 Demenz durch psychoaktive Substanzen, einschließlich Medikamente** (Demenz als direkte Folge von Substanzkonsum)

- ⇨ 6D84.0 Demenz durch Alkohol (anhaltende kognitive Beeinträchtigungen durch Alkoholkonsum)
- ⇨ 6D84.1 Demenz durch Sedativa, Hypnotika oder Anxiolytika (anhaltende kognitive Beeinträchtigungen durch Beruhigungs- und Schlafmittel)
- ⇨ 6D84.2 Demenz durch flüchtige Inhalanzien (anhaltende kognitive Beeinträchtigungen durch Schnüffelstoffe)
- **6D85 Demenz durch anderenorts klassifizierte Krankheiten** (ergänzende oder zusätzliche Kodes für eine Demenz bei Krankheiten, die anderweitig zu finden sind)
- ⇨ 6D85.0 Demenz durch Parkinson-Krankheit (Beeinträchtigungen der Aufmerksamkeit, des Gedächtnisses, der kognitiven Grundleistungen und visuell-räumlichen Funktionen)
- ⇨ 6D85.1 Demenz durch Huntington-Krankheit (Beeinträchtigungen der kognitiven Grundleistungen und motorische Defizite wie Bradykinesie und Chorea)
- ⇨ 6D85.2 Demenz durch Exposition von Schwermetallen oder anderen Toxinen (kognitive Beeinträchtigungen je nach Exposition)
- ⇨ 6D85.3 Demenz durch humanes Immundefizienz-Virus [HIV] (Beeinträchtigungen der kognitiven Grundleistungen, der Verarbeitungsgeschwindigkeit, der Aufmerksamkeit und des Lernens neuer Informationen)
- ⇨ 6D85.4 Demenz durch Multiple Sklerose (Defizite bei der Verarbeitungsgeschwindigkeit, dem Gedächtnis, der Aufmerksamkeit und den kognitiven Grundleistungen)
- ⇨ 6D85.5 Demenz durch Prionenerkrankung (kognitive Defizite, Ataxie und motorische Symptome wie Myoklonus, Chorea oder Dystonie)
- ⇨ 6D85.6 Demenz durch Normaldruckhydrozephalus (verringerte Verarbeitungsgeschwindigkeit sowie Defizite

bei kognitiven Grundleistungen und der Aufmerksamkeit)

- ⇨ 6D85.7 Demenz durch Kopfverletzung (kognitive Defizite je nach Schädelverletzung)
- ⇨ 6D85.8 Demenz durch Pellagra (dermatologische Veränderungen wie Empfindlichkeit gegenüber Sonnenlicht, Läsionen, Alopezie und Ödeme und Durchfall, sowie kognitive Symptome wie Aggressivität, motorische Störungen (Ataxie und Unruhe), Verwirrtheit und Schwäche durch Nährstoffmangel)
- ⇨ 6D85.9 Demenz durch Down-Syndrom (alzheimerähnliche kognitive Defizite und neuropathologischen Merkmale)
- **6D86 Verhaltensstörungen oder psychologische Störungen bei Demenz**
- ⇨ 6D86.0 Psychotische Symptome bei Demenz (bedeutsame Wahnvorstellungen oder Halluzinationen)
- ⇨ 6D86.1 Affektive Symptome bei Demenz (Gemütssymptome wie depressive Stimmung, gehobene Stimmung oder gereizte Stimmung)
- ⇨ 6D86.2 Angstsymptome bei Demenz (Angst oder Sorge)
- ⇨ 6D86.3 Apathie bei Demenz (Gleichgültigkeit oder Desinteresse)
- ⇨ 6D86.4 Agitation oder Aggression bei Demenz (übermäßige psychomotorische Aktivität mit erhöhter Anspannung oder feindseliges bzw. gewalttätiges Verhalten)
- ⇨ 6D86.5 Enthemmung bei Demenz (Missachtung sozialer Konventionen, Impulsivität und schlechte Risikoeinschätzung)
- ⇨ 6D86.6 Wanderverhalten bei Demenz (Umherwandern das den Betroffenen in Gefahr bringt)

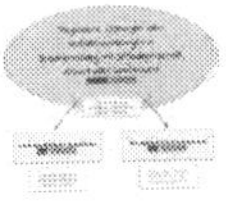

# Kapitel Neunzehn

## PSYCHISCHE STÖRUNGEN ODER VERHALTENSSTÖRUNGEN IN ZUSAMMENHANG MIT SCHWANGERSCHAFT, GEBURT ODER WOCHENBETT

- ICD-11: 6E20-6E2Z
- ICD-10: F53

### CHARAKTERISTIKA

Ausprägung sind Syndrome in Zusammenhang mit der Schwangerschaft oder dem Wochenbett (Beginn innerhalb von etwa sechs Wochen nach der Entbindung) mit deutlichen psychischen und verhaltensbezogenen Merkmalen.

### ANDERENORTS KLASSIFIZIERT

- Psychische Störung im Zusammenhang mit Geburtsfistel GC04.1Y [ICD-10: N82.8]

## UNTERTEILUNG

- 6E20 Psychische Störungen oder Verhaltensstörungen in Zusammenhang mit Schwangerschaft, Geburt oder Wochenbett, ohne psychotische Symptome
- 6E21 Psychische Störungen oder Verhaltensstörungen in Zusammenhang mit Schwangerschaft, Geburt oder Wochenbett, mit psychotischen Symptomen

# Psychische Störungen oder Verhaltensstörungen in Zusammenhang mit Schwangerschaft, Geburt oder Wochenbett

6E20-6E2Z ICD-10: F53.-

Syndrome beginnend innerhalb von etwa 6 Wochen nach der Entbindung

**ohne psychotische Symptome**
6E20 ICD-10: F53.0

ohne Wahnvorstellungen, Halluzinationen oder andere psychotische Symptome

**mit psychotischen Symptomen**
6E21 ICD-10: F53.1

inklusive Wahnvorstellungen, Halluzinationen oder anderen psychotischen Symptomen

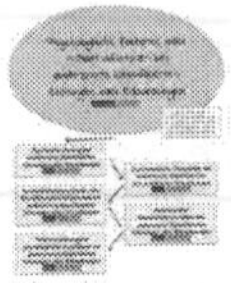

# Kapitel Zwanzig

## PSYCHOLOGISCHE FAKTOREN ODER VERHALTENSFAKTOREN BEI ANDERENORTS KLASSIFIZIERTEN STÖRUNGEN ODER ERKRANKUNGEN

- ICD-11: 6E40-6E40.Z
- ICD-10: F54

### CHARAKTERISTIKA

Ausprägung sind Faktoren die die Manifestation, die Behandlung oder den Verlauf einer Störung oder Krankheit in einem anderen Kapitel negativ beeinflussen können.

### ZUGEORDNETE BEFUNDE

- Psychologische Faktoren, die physische Zustände betreffen

### AUSGESCHLOSSENE BEFUNDE

- Psychische Störungen oder Verhaltensstörungen in Zusammenhang

MIT SCHWANGERSCHAFT, GEBURT ODER WOCHENBETT 6E20-6E2Z [ICD-10: F53]

UNTERTEILUNG

- **6E40.0 Psychische Störung bei anderenorts klassifizierten Störungen oder Erkrankungen** (psychische Störung, Verhaltensstörung oder Entwicklungsstörung des Nervensystems wirkt sich negativ aus)
- **6E40.1 Psychologische Symptome bei anderenorts klassifizierten Störungen oder Erkrankungen** (psychologische Symptome wirken sich beeinträchtigend aus)
- **6E40.2 Persönlichkeitsmerkmale oder Bewältigungsmechanismen bei anderenorts klassifizierten Störungen oder Erkrankungen** (Persönlichkeitsmerkmale oder Bewältigungsstile wirken sich negativ aus)
- **6E40.3 Maladaptives Gesundheitsverhalten bei anderenorts klassifizierten Störungen oder Erkrankungen** (schlecht angepasstes Gesundheitsverhalten wirkt sich negativ aus)
- **6E40.4 Belastungsbezogene physiologische Reaktionen bei anderenorts klassifizierten Störungen oder Erkrankungen** (stressbedingte physiologische Reaktionen wirken sich negativ aus)

# Psychologische Faktoren oder verhaltensfaktoren bei anderenorts klassifizierten Störungen oder Erkrankungen

6E40-6E40.Z ICD-10: F54

Diese Faktoren können die Manifestation, Behandlung oder den Verlauf der in einem anderen Kapitel klassifizierten Störung oder Krankheit beeinträchtigen.

**Psychische Störung bei anderenorts klassifizierten Störungen oder Erkrankungen**
6E40.0 ICD-10: F54

**Psychologische Symptome bei anderenorts klassifizierten Störungen oder Erkrankungen**
6E40.1 ICD-10: F54

**Persönlichkeitsmerkmale oder Bewältigungsmechanismen bei anderenorts klassifizierten Störungen oder Erkrankungen**
6E40.2 ICD-10: F54

**Maladaptives Gesundheitsverhalten bei anderenorts klassifizierten Störungen oder Erkrankungen**
6E40.3 ICD-10: F54

**Belastungsbezogene physiologische Reaktionen bei anderenorts klassifizierten Störungen oder Erkrankungen**
6E40.4 ICD-10: F54

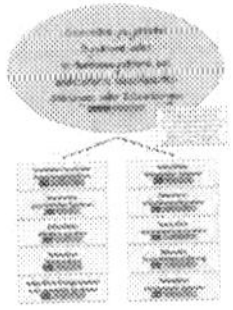

# Kapitel Einundzwanzig

## SEKUNDÄRE PSYCHISCHE SYNDROME ODER VERHALTENSSYNDROME BEI ANDERENORTS KLASSIFIZIERTEN STÖRUNGEN ODER ERKRANKUNGEN

- ICD-11: 6E60-6E6Z
- ICD-10: F50-F59

## CHARAKTERISTIKA

Psychische oder Verhaltenssyndrome aufgrund von Gesundheitszuständen, die nicht unter psychische oder Verhaltensstörungen fallen.

## AUSGESCHLOSSENE BEFUNDE

- Akute Schmerzen MG31 [ICD-10: R52.0]
- Körperstressstörung 6C20 [ICD-10: F45]
- Chronische Schmerzen MG30 [ICD-10: R52]

## ANDERENORTS KLASSIFIZIERT

- Delir aufgrund einer anderenorts klassifizierten Krankheit 6D70.0 [ICD-10:

F05.8]

## UNTERTEILUNG

- **6E60 Sekundäres neuronales Entwicklungssyndrom** (neurologische Entwicklungsprobleme)
- ⇨ 6E60.0 Sekundäres Syndrom des Sprechens oder der Sprache (Defizite in der Sprach- oder Sprechentwicklung aufgrund von Erkrankungen des Nervensystems, sensorischen Beeinträchtigungen, Hirnverletzungen oder Infektionen)
- **6E61 Sekundäres psychotisches Syndrom** (ausgeprägte Halluzinationen oder Wahnvorstellungen)
- ⇨ 6E61.0 Sekundäres psychotisches Syndrom mit Halluzinationen (ausgeprägte Halluzinationen)
- ⇨ 6E61.1 Sekundäres psychotisches Syndrom mit Wahnvorstellungen (ausgeprägte Wahnvorstellungen)
- ⇨ 6E61.2 Sekundäres psychotisches Syndrom mit Halluzinationen und Wahnvorstellungen (sowohl ausgeprägte Halluzinationen als auch Wahnvorstellungen)
- ⇨ 6E61.3 Sekundäres psychotisches Syndrom mit nicht näher bezeichneten Symptomen
- **6E62 Sekundäres affektives Syndrom** (ausgeprägte Gemütssymptome wie Depression, gehobene Stimmung, Reizbarkeit)
- ⇨ 6E62.0 Sekundäres affektives Syndrom mit depressiven Symptomen (ausgeprägte depressiver Symptome wie anhaltend gedrückte Stimmung, Verlust des Interesses an ehemals angenehmen Aktivitäten oder Anzeichen wie weinerliches und niedergeschlagenes Auftreten)

- ⇨ 6E62.1 Sekundäres affektives Syndrom mit manischen Symptomen (ausgeprägte manischer Symptome wie gehobene, euphorische, reizbare oder expansive Stimmungszustände, rasche Wechsel zwischen verschiedenen Stimmungszuständen (Stimmungslabilität) oder erhöhte Energie oder Aktivität)
- ⇨ 6E62.2 Sekundäres affektives Syndrom mit gemischten Symptomen (sowohl manische als auch depressive Symptome)
- ⇨ 6E62.3 Sekundäres affektives Syndrom mit nicht näher bezeichneten Symptomen
- **6E63 Sekundäres Angstsyndrom** (ausgeprägte Angstsymptome)
- **6E64 Sekundäres Zwangssyndrom oder verwandte Syndrome** (ausgeprägte Zwangsvorstellungen, Zwänge, Horten, Hautausreißen, Haareziehen, andere körperbetonte, sich wiederholende Verhaltensweisen oder andere Symptome)
- **6E65 Sekundäres dissoziatives Syndrom** (ausgeprägte dissoziative Symptome wie Depersonalisation, Derealisation)
- **6E66 Sekundäres Impulskontrollsyndrom** (ausgeprägte Symptome die für Impulskontrollstörungen oder Störungen aufgrund von Suchtverhalten charakteristisch sind)
- **6E67 Sekundäres neurokognitives Syndrom** (neurokognitive Beeinträchtigungen)
- **6E68 Sekundäre Persönlichkeitsänderung** (anhaltende Persönlichkeitsstörung)
- **6E69 Sekundäres katatonisches Syndrom** (mehrere Symptome verminderter, gesteigerter oder abnormer psychomotorischer Aktivität)

# Sekundäre psychische Syndrome oder Verhaltenssyndrome bei anderenorts klassifizierten Störungen oder Erkrankungen

6E60-6E6Z ICD-10: F50-F59

Syndrome, die durch das Vorhandensein von auffälligen psychologischen oder Verhaltenssymptomen gekennzeichnet sind, die als direkte pathophysiologische Folgen eines nicht unter psychische und Verhaltensstörungen klassifizierten medizinischen Zustands beurteilt werden

**Sekundäres neuronales Entwicklungssyndrom**
6E60 ICD-10: F50-F59

**Sekundäres psychotisches Syndrom**
6E61 ICD-10: F06

**Sekundäres affektives Syndrom**
6E62 ICD-10: F06.3

**Sekundäres Angstsyndrom**
6E63 ICD-10: F06.4

**Sekundäres Zwangssyndrom oder verwandte Syndrome**
6E64 ICD-10: F50-F59

**Sekundäres dissoziatives Syndrom**
6E65 ICD-10: F06.5

**Sekundäres Impulskontrollsyndrom**
6E66 ICD-10: F50-F59

**Sekundäres neurokognitives Syndrom**
6E67 ICD-10: F50-F59

**Sekundäre Persönlichkeitsänderung**
6E68 ICD-10: F50-F59

**Sekundäres katatonisches Syndrom**
6E69 ICD-10: F50-F59

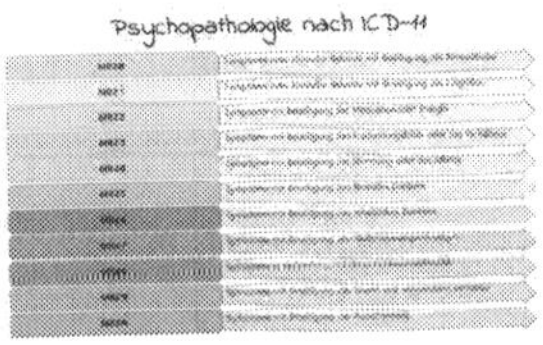


# *Zusatzkapitel*

## PSYCHOPATHOLOGIE

In diesem zusätzlichen Kapitel geht es um die psychopathologischen Symptome nach ICD-11. Diese sind 11 Funktionsbereichen zugeordnet:

1. Bewusstsein
2. Kognition
3. Motivation oder Energie
4. Erscheinungsbild oder Verhalten
5. Stimmung oder Affekt
6. Formales Denken
7. Inhaltliches Denken
8. Wahrnehmungsstörungen
9. Persönlichkeitsmerkmale
10. Essen und verwandtes Verhalten
11. Ausscheidung

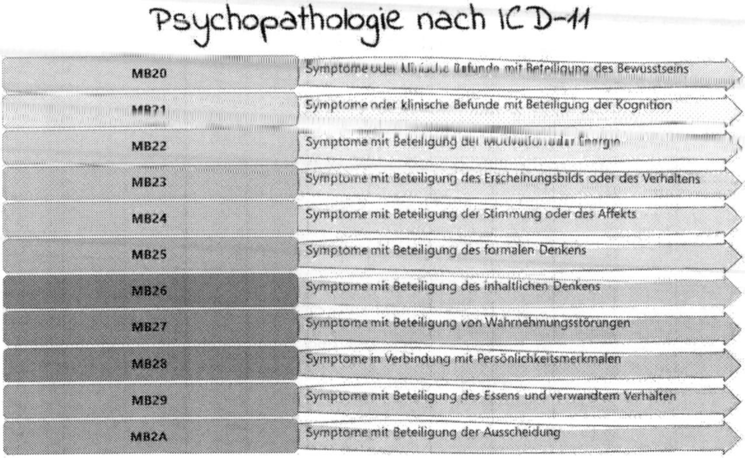


## 01 SYMPTOME ODER KLINISCHE BEFUNDE MIT BETEILIGUNG DES BEWUSSTSEINS

Hierzu zählen:

- Stupor
- Koma
- Bewusstseinstrübung

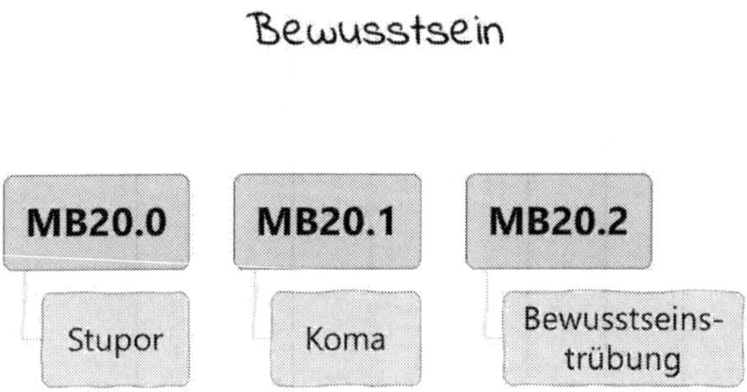

## 02 SYMPTOME ODER KLINISCHE BEFUNDE MIT BETEILIGUNG DER KOGNITION

Hierzu zählen:

- Altersabhängige Abnahme kognitiver Funktionen
- Amnesie (anterograd, retrograd, transiente global)
- Anosognosie
- Konfabulation
- Desorientiertheit
- Ablenkbarkeit
- Beeinträchtigtes abstraktes Denken
- Beeinträchtigte exekutive Funktionen
- Beeinträchtigte Urteilsbildung
- Perseveration
- Herabgesetze Konzentration
- Rasende Gedanken

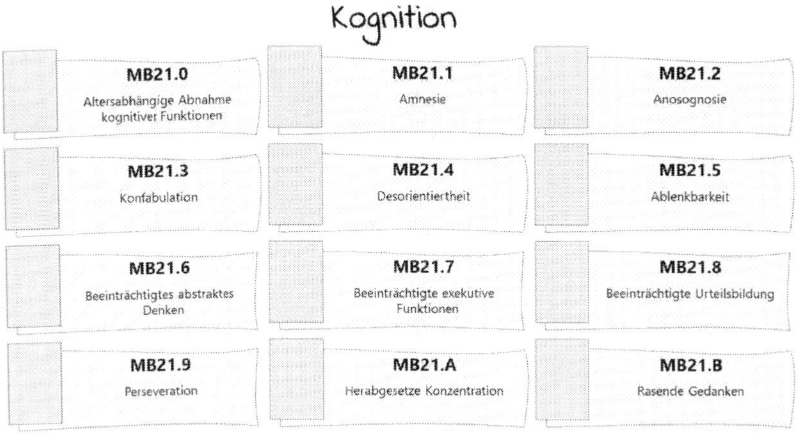

## 03 SYMPTOME MIT BETEILIGUNG DER MOTIVATION ODER ENERGIE

Hierzu zählen:

- Avolition
- Verminderte Libido
- Demoralisierung
- Hoffnungslosigkeit
- Erhöhte Energie
- Erhöhte zielgerichtete Aktivität
- Erhöhte Libido
- Müdigkeit

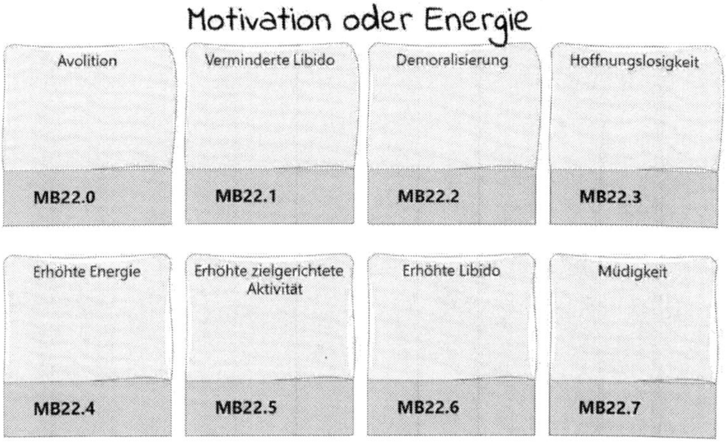


## 04 SYMPTOME MIT BETEILIGUNG DES ERSCHEINUNGSBILDS ODER DES VERHALTENS

Hierzu zählen:

- Aggressives Verhalten

- Antisoziales Verhalten
- Vermeidendes Verhalten
- Bradyphrenie
- Zwangsverhalten
- Koprolalie
- Desorganisiertes Verhalten
- Ungepflegtes Erscheinungsbild
- Disruptives Verhalten
- Echolalie
- Exzessives Weinen im Kindes-, Jugend- oder Erwachsenenalter
- Erhöhte Kontaktfreudigkeit
- Mutismus
- Nichtsuizidale Selbstverletzung
- Sonderbares oder merkwürdiges Erscheinungsbild
- Sonderbares oder merkwürdiges Verhalten
- Panikattacke
- Mangelhafte persönliche Hygiene
- Sprachverarmung
- Sprechen mit Druck
- Psychomotorische Unruhe
- Psychomotorische Verlangsamung
- Sozialer Rückzug
- Suizidversuch
- Suizidales Verhalten

Erscheinungsbild oder verhalten

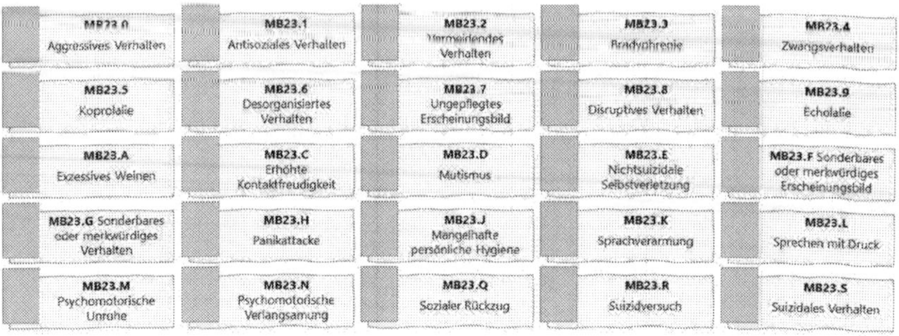


## 05 SYMPTOME MIT BETEILIGUNG DER STIMMUNG ODER DES AFFEKTS

Hierzu zählen:

- Ambivalenz
- Wut
- Anhedonie
- Angst
- Apathie
- Depressive Stimmung
- Affektstörung (eingeschränkt, stumpf, flach, labil, unangemessen)
- Dysphorie
- Gesteigerter Affekt
- Euphorie
- Angst
- Schuldgefühle
- Irritabilität
- Bleierne Lähmung

- GRÜBELN
- RUHELOSIGKEIT
- WUTAUSBRUCH
- SORGE

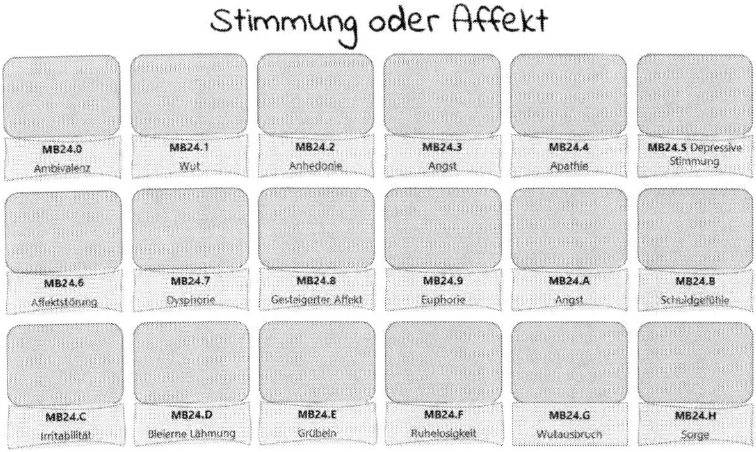
Stimmung oder Affekt
MB24.0 Ambivalenz
MB24.1 Wut
MB24.2 Anhedonie
MB24.3 Angst
MB24.4 Apathie
MB24.5 Depressive Stimmung
MB24.6 Affektstörung
MB24.7 Dysphorie
MB24.8 Gesteigerter Affekt
MB24.9 Euphorie
MB24.A Angst
MB24.B Schuldgefühle
MB24.C Irritabilität
MB24.D Bleierne Lähmung
MB24.E Grübeln
MB24.F Ruhelosigkeit
MB24.G Wutausbruch
MB24.H Sorge

## 06 SYMPTOME MIT BETEILIGUNG DES FORMALEN DENKENS

Hierzu zählen:

- SYMPTOME EINER DENKSTÖRUNG (umständlich, sprunghaft, desorganisiert, inkohärent)
- IDEENFLUCHT
- NEOLOGISMEN
- GEDANKENABREISSEN

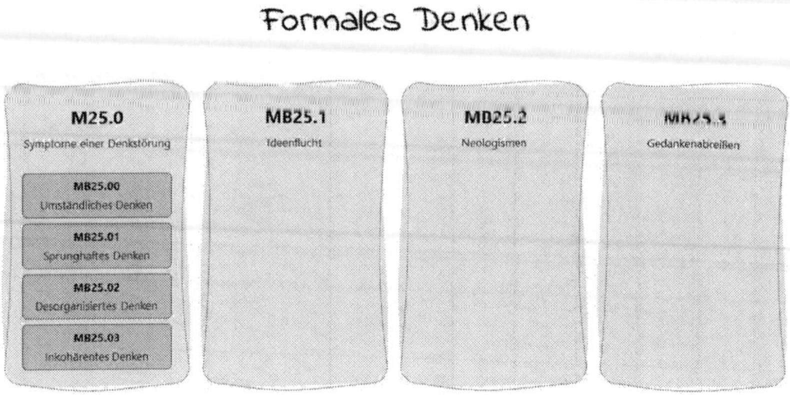


## 07 SYMPTOME MIT BETEILIGUNG DES INHALTLICHEN DENKENS

Hierzu zählen:

- WAHN (bizarrer Wahn, Kontrollwahn, Schuldwahn, Beziehungswahn, Liebeswahn, Größenwahn, Eifersuchtswahn, Verfolgungswahn, religiöser Wahn, somatischer Wahn, nihilistischer Wahn, Doppelgänger-Wahn, Verarmungswahn)
- ERLEBNISSE DER BEEINFLUSSUNG, PASSIVITÄT UND KONTROLLE (Gedankenübertragung, Gedankeneinfügung, Gedankenentzug)
- ÜBERHEBLICHKEIT
- MORDFANTASIEN
- DENTITÄTSSTÖRUNG
- ZWANGSGEDANKEN
- ÜBERWERTIGE IDEEN
- VERFOLGUNGSIDEE
- WAHNWAHRNEHMUNG

- Misstrauen
- Suizidgedanken

Inhaltliches Denken

| | |
|---|---|
| MB26.0 | Wahn |
| MB26.1 | Erlebnisse der Beeinflussung, Passivität und Kontrolle |
| MB26.2 | Überheblichkeit |
| MB26.3 | Mordfantasien |
| MB26.4 | Identitätsstörung |
| MB26.5 | Zwangsgedanken |
| MB26.6 | Überwertige Ideen |
| MB26.7 | Verfolgungsidee |
| MB26.8 | Wahnwahrnehmung |
| MB26.9 | Misstrauen |
| MB26.A | Suizidgedanken |

## 08 SYMPTOME MIT BETEILIGUNG VON WAHRNEHMUNGSSTÖRUNGEN

Hierzu zählen:

- Depersonalisierung
- Derealisierung
- Halluzinationen (akustische, gustatorische, hypnopompe, hypnagoge, olfaktorische, den Körper betreffende, taktile, optische)
- Störung des Körperbildes
- Illusionen

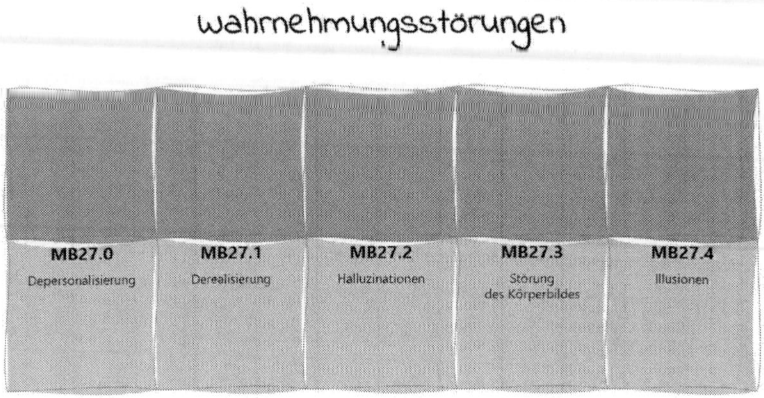
wahrnehmungsstörungen
MB27.0
Depersonalisierung
MB27.1
Derealisierung
MB27.2
Halluzinationen
MB27.3
Störung des Körperbildes
MB27.4
Illusionen

## 09 SYMPTOME IN VERBINDUNG MIT PERSÖNLICHKEITSMERKMALEN

Hierzu zählen:

- Aufmerksamkeitsbedürfnis
- Gefühlskälte
- Exzentrik
- Anspruchshaltung
- Feindseligkeit
- Impulsivität
- Unentschlossenheit
- Verantwortungslosigkeit
- Niedrige Frustrationstoleranz
- Niedriges Selbstwertgefühl
- Negative Affektivität
- Negativismus
- Perfektionismus
- Pessimismus
- Leichtsinnigkeit

- Sensationssuchen
- Sturheit
- Unterwürfigkeit

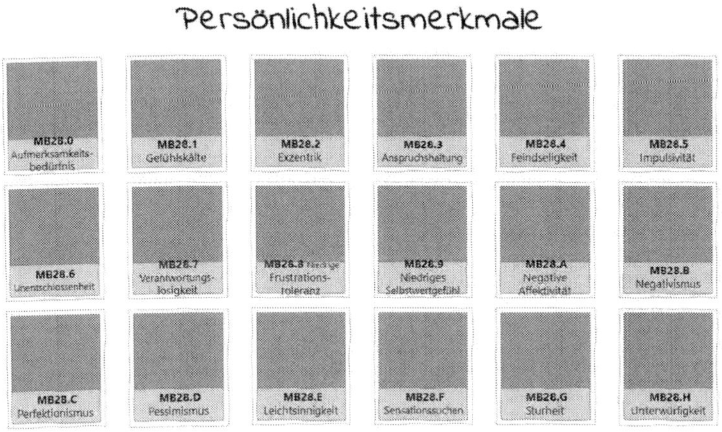


## 10 SYMPTOME MIT BETEILIGUNG DES ESSENS UND VERWANDTEM VERHALTEN

Hierzu zählen:

- Vermeidendes oder restriktives Essen
- Binge-Eating
- Nahrungsaufnahme nichtnahrhafter Substanzen
- Purging-Verhalten
- Rumination oder Regurgitation

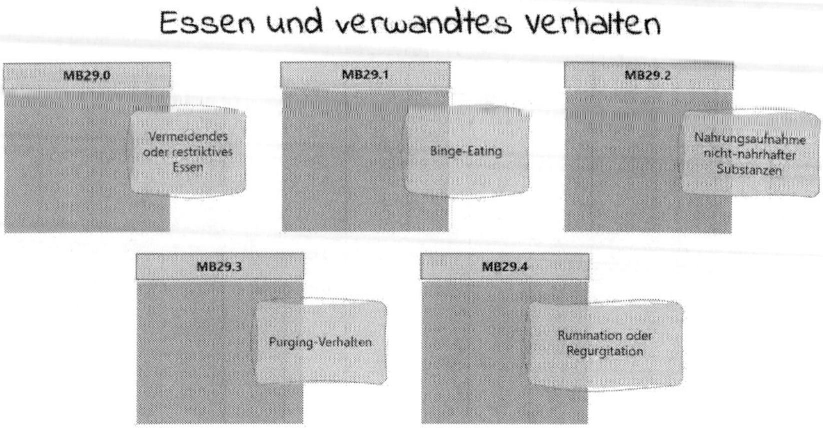


## 11 SYMPTOME MIT BETEILIGUNG DER AUSSCHEIDUNG

Hierzu zählen:

- EINKOTEN
- EINNÄSSEN

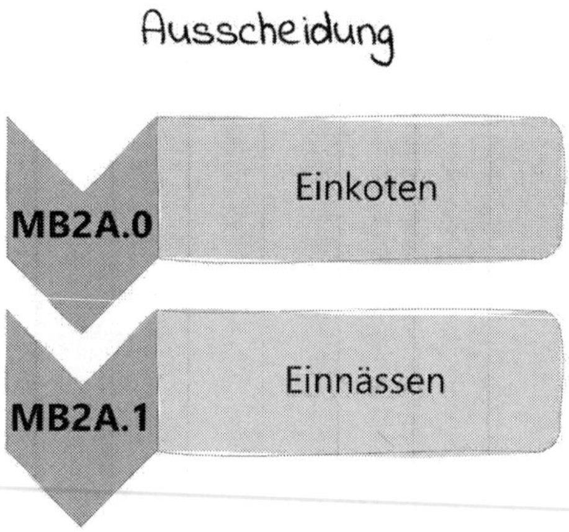

# Glossar

## AUFMERKSAMKEITSDEFIZIT- UND HYPERAKTIVITÄTSSTÖRUNG [ADHS]

1. erhebliche Schwierigkeiten, die Aufmerksamkeit für Aufgaben aufrechtzuerhalten, die keine hohe Stimulation oder häufige Belohnung bieten, sowie Ablenkbarkeit und Probleme bei der Organisation
2. übermäßige motorische Aktivität und Schwierigkeiten mit dem Stillhalten, die sich vor allem in strukturierten Situationen zeigen, die eine Selbstkontrolle des Verhaltens erfordern
3. Tendenz, auf unmittelbare Reize hin zu handeln, ohne zu überlegen oder die Risiken und Folgen zu bedenken

## SCHIZOPHRENIE

1. derzeit akut, Symptome innerhalb des letzten Monats
2. Nachlassen von Krankheitserscheinungen seit mindestens einem Monat, deutliche Besserung
3. keine bzw. kaum Krankheitserscheinungen mehr

## AKUTE VORÜBERGEHENDE PSYCHOTISCHE STÖRUNG

1. Vorläufersymptome

## SYMPTOMATISCHE MANIFESTATIONEN PRIMÄRER PSYCHOTISCHER STÖRUNGEN

1. Anhaltende Wahnvorstellungen, anhaltende Halluzinationen (am häufigsten verbale, auditive Halluzinationen), desorganisiertes Denken (formale Denkstörungen wie lose Assoziationen, Gedankenentgleisungen oder Inkohärenz), grob desorganisiertes Verhalten (Verhalten, das bizarr, zwecklos und nicht zielgerichtet erscheint) und das Erleben von Passivität und Kontrolle (Erleben, dass die eigenen Gefühle, Impulse oder Gedanken unter der Kontrolle einer externen Kraft stehen).
2. Eingeschränkter, abgestumpfter oder flacher Affekt, Alogie oder Spracharmut, Avolition (allgemeine Antriebslosigkeit oder fehlende Motivation, sinnvolle Ziele

zu verfolgen), Asozialität (vermindertes oder fehlendes Engagement für andere und Interesse an sozialer Interaktion) und Anhedonie (Unfähigkeit, Freude an normalerweise angenehmen Aktivitäten zu empfinden).

3. Gehobene, euphorische, reizbare oder expansive Stimmungszustände, einschließlich schneller Wechsel zwischen verschiedenen Stimmungszuständen (Stimmungslabilität). Dazu gehört auch ein gesteigertes subjektives Energieempfinden, das mit einer erhöhten zielgerichteten Aktivität einhergehen kann.
4. Psychomotorische Unruhe oder übermäßige motorische Aktivität, die sich in der Regel durch zwecklose Verhaltensweisen wie Zappeln, Umhergehen, Herumfuchteln, Unfähigkeit, still zu sitzen oder zu stehen, Ringen der Hände, psychomotorische Retardierung oder eine sichtbare allgemeine Verlangsamung von Bewegungen und Sprache sowie katatone Symptome wie Erregung, Körperhaltung, wächserne Flexibilität, Negativismus, Mutismus oder Stupor äußern.
5. Kognitive Beeinträchtigungen in einem der folgenden Bereiche: Verarbeitungsgeschwindigkeit, Aufmerksamkeit/Konzentration, Orientierung, Urteilsvermögen, Abstraktionsvermögen, verbales oder visuelles Lernen und Arbeitsgedächtnis.

# KAPITEL 4

1. Gedrückte Stimmung oder vermindertes Interesses an Aktivitäten, die fast jeden Tag über einen Zeitraum von mindestens zwei Wochen auftritt und von anderen Symptomen begleitet wird, wie z. B. Veränderungen des Appetits oder des Schlafs, psychomotorische Unruhe oder Verzögerung, Müdigkeit, Gefühle der Wertlosigkeit oder übermäßige oder unangemessene Schuldgefühle, Gefühle der Hoffnungslosigkeit, Konzentrationsschwierigkeiten und Suizidalität.
2. Extremer Stimmungszustand, der mindestens eine Woche andauert, sofern er nicht durch eine Behandlungsmaßnahme verkürzt wird. Dieser ist gekennzeichnet durch Euphorie, Reizbarkeit oder Expansivität sowie durch erhöhte Aktivität oder ein subjektives Gefühl gesteigerter Energie, begleitet von anderen charakteristischen Symptomen wie schnellem oder gedrängtem Sprechen, Ideenflucht, gesteigertem Selbstwertgefühl oder Grandiosität, vermindertem Schlafbedürfnis, Ablenkbarkeit, impulsivem oder rücksichtslosem Verhalten und schnellem Wechsel zwischen verschiedenen Stimmungszuständen (Stimmungslabilität).
3. Vorhandensein mehrerer ausgeprägter manischer und mehrerer ausgeprägter depressiver Symptome, die mit den Symptomen manischer und depressiver Episoden übereinstimmen und entweder gleichzeitig auftreten oder sehr schnell wechseln (von Tag zu Tag oder innerhalb desselben Tages).
4. Anhaltender, mindestens mehrtägiger Stimmungszustand, der durch eine leichte Stimmungsaufhellung oder erhöhte Reizbarkeit und gesteigerte Aktivität oder ein subjektives Gefühl gesteigerter Energie gekennzeichnet ist, begleitet von anderen charakteristischen Symptomen wie schnellem Sprechen, schnellen oder rasenden Gedanken, gesteigertem Selbstwertgefühl, erhöhtem Sexualtrieb oder gesteigerter Kontaktfreudigkeit, vermindertem Schlafbedürfnis, Ablenkbarkeit oder impulsivem oder rücksichtslosem Verhalten.

## DEPRESSIVE STÖRUNGEN

1. z. B. das Gefühl, nervös, ängstlich oder gereizt zu sein, beunruhigende Gedanken nicht kontrollieren zu können, die Befürchtung, dass etwas Schreckliches passieren wird, Entspannungsprobleme, Muskelverspannungen oder sympathische autonome Symptome

## SYMPTOMATISCHE VERLÄUFE UND ERKRANKUNGSVERLÄUFE VON AFFEKTIVEN EPISODEN BEI AFFEKTIVEN STÖRUNGEN

1. z. B. das Gefühl, nervös, ängstlich oder nervös zu sein, besorgniserregende Gedanken nicht kontrollieren zu können, die Befürchtung, dass etwas Schreckliches passieren wird, Schwierigkeiten, sich zu entspannen, motorische Verspannungen, autonome Symptome
2. Wiederkehrend, d. h. mindestens zwei, die speziell als Reaktion auf angstauslösende Gedanken auftreten.
3. Verlust des Interesses oder der Freude an den meisten Aktivitäten, die dem Betroffenen normalerweise Spaß machen (Anhedonie), fehlende emotionale Reaktivität auf normalerweise angenehme Reize oder Umstände (die Stimmung hebt sich nicht einmal vorübergehend), Schlaflosigkeit im Endstadium (Aufwachen am Morgen zwei Stunden oder mehr vor der üblichen Zeit), depressive Symptome am Morgen schlimmer, ausgeprägte psychomotorische Retardierung oder Unruhe, ausgeprägter Appetitverlust oder Gewichtsabnahme.
4. Regelmäßiges saisonales Muster des Auftretens und der Remission.
5. Hohe Häufigkeit von Stimmungsschüben (mindestens vier) in den letzten 12 Monaten.

## KAPITEL 5

1. Reaktion auf eine wahrgenommene unmittelbare Bedrohung in der Gegenwart.
2. Eher zukunftsorientiert und sich auf eine wahrgenommene erwartete Bedrohung bezogen.

## GENERALISIERTE ANGSTSTÖRUNG

1. "frei schwebende Angst"
2. Diese betreffen meist die Familie, die Gesundheit, die Finanzen und die Schule oder den Beruf.
3. Muskelverspannungen oder motorische Unruhe, sympathische autonome Überaktivität, subjektives Erleben von Nervosität, Schwierigkeiten bei der Aufrechterhaltung der Konzentration, Reizbarkeit oder Schlafstörung.

## PANIKSTÖRUNG

1. Diskrete Episoden intensiver Angst oder Befürchtungen, die mit dem raschen und gleichzeitigen Auftreten mehrerer charakteristischer Symptome einhergehen (z. B. Herzklopfen oder erhöhte Herzfrequenz, Schweißausbrüche, Zittern, Kurzatmigkeit, Schmerzen in der Brust, Schwindel oder Benommenheit, Schüttelfrost, Hitzewallungen, Angst vor dem bevorstehenden Tod).

## AGORAPHOBIE

1. Bei der Benutzung öffentlicher Verkehrsmittel, in Menschenmengen oder wenn sich der Betroffene allein außerhalb des Hauses aufhält (z. B. in Geschäften, Theatern, beim Anstehen).
2. z. B. Panikattacken oder andere untaugliche bzw. peinliche körperliche Symptome
3. z. B. in Anwesenheit einer vertrauten Person oder mit intensiver Furcht oder Angst

## SPEZIFISCHE PHOBIE

1. z. B. Nähe zu bestimmten Tieren, Fliegen, Höhe, geschlossene Räume, Anblick von Blut oder Verletzungen

## SOZIALE ANGSTSTÖRUNG

1. Bei sozialen Interaktionen (z. B. bei einer Unterhaltung), bei Handlungen, bei denen der Betroffene sich beobachtet fühlt (z. B. beim Essen oder Trinken in Gegenwart anderer) oder bei Auftritten vor anderen (z. B. beim Halten einer Rede).

## TRENNUNGSANGSTSTÖRUNG

1. Zu den Erscheinungsformen der Trennungsangst gehören Gedanken an einen Schaden oder unangenehme Ereignisse, die der Bezugsperson zustoßen, die Abneigung, zur Schule oder zur Arbeit zu gehen, wiederkehrender übermäßiger Kummer bei der Trennung, Abneigung oder Weigerung, getrennt von der Bezugsperson zu schlafen, und wiederkehrende Albträume über die Trennung.

## SELEKTIVER MUTISMUS

1. Ein Kind spricht in bestimmten sozialen Situationen (typischerweise zu Hause) und zeigt eine angemessene Sprachkompetenz, in anderen Situationen (typischer-

weise in der Schule) spricht es aber konsequent nicht.

## ZWANGSSTÖRUNG

1. Sich wiederholende Verhaltensweisen, einschließlich sich wiederholender geistiger Handlungen, die der Betroffene als Reaktion auf eine Obsession, nach starren Regeln oder zur Erlangung eines Gefühls der "Vollständigkeit" auszuführen gedenkt.
2. Sich wiederholende und anhaltende Gedanken, Bilder oder Impulse/Erregungen, die aufdringlich und unerwünscht sind und in der Regel mit Ängsten einhergehen. Der Betroffene versucht, die Zwangsvorstellungen zu ignorieren oder zu unterdrücken oder sie durch die Ausübung von Zwängen zu neutralisieren.
3. Der Betroffene ist bereit, eine alternative Erklärung für seine Erfahrungen zu akzeptieren.
4. Der Betroffene kann keine alternative Erklärung für seine Erfahrungen akzeptieren.

## KÖRPERDYSMORPHE STÖRUNG (KDS)

1. Die Betroffenen sind sich ihrer selbst übermäßig bewusst, oft mit dem Gedanken an eine Referenz (Überzeugung, dass andere Menschen den wahrgenommenen Fehler oder Makel bemerken, beurteilen oder darüber sprechen).

## HYPOCHONDRIE

1. z. B. wiederholtes Überprüfen des Körpers auf Anzeichen von Krankheit, übermäßiger Zeitaufwand für die Suche nach Informationen über die befürchtete Krankheit, wiederholtes Suchen nach Bestätigung (z. B. mehrfache Arztbesuche)
2. z. B. Vermeiden von Arztterminen

## PATHOLOGISCHES HORTEN

1. Die Anhäufung ist sowohl auf wiederkehrende Triebe oder Verhaltensweisen im Zusammenhang mit der Anhäufung von Gegenständen als auch auf die Schwierigkeit zurückzuführen, sich von Gegenständen zu trennen, weil man glaubt, sie aufbewahren zu müssen, und weil man sich beim Wegwerfen von Gegenständen unwohl fühlt.

## KÖRPERBEZOGENE REPETITIVE VERHALTENSSTÖRUNGEN

1. z. B. an den Haaren ziehen, an der Haut zupfen, auf die Lippen beißen
2. z. B. Haarausfall, Hautläsionen, Lippenabschürfungen
3. Das Ziehen an den Haaren kann an jeder Körperregion auftreten, an der Haare wachsen, am häufigsten jedoch an der Kopfhaut, den Augenbrauen und den Augenlidern.
4. Am häufigsten wird im Gesicht, an den Armen und an den Händen gezupft, aber viele Betroffene zupfen an mehreren Körperstellen.

## KAPITEL 7

1. belastendes oder traumatisches Ereignis oder einer Reihe solcher Ereignisse oder negativer Erfahrungen

## POSTTRAUMATISCHE BELASTUNGSSTÖRUNG (PTBS)

1. In Form von lebhaften aufdringlichen Erinnerungen, Rückblenden oder Albträumen. Das Wiedererleben kann über eine oder mehrere Sinnesmodalitäten erfolgen und wird typischerweise von starken oder überwältigenden Emotionen, insbesondere Angst oder Entsetzen, und starken körperlichen Empfindungen begleitet.
2. oder Vermeidung von Aktivitäten, Situationen oder Personen, die an das Ereignis bzw. die Ereignisse erinnern
3. die sich z. B. durch Hypervigilanz oder eine verstärkte Schreckreaktion auf Reize wie unerwartete Geräusche zeigt

## KOMPLEXE POSTTRAUMATISCHE BELASTUNGSSTÖRUNG

1. Meist lang anhaltende oder sich wiederholende Ereignisse, denen man nur schwer oder gar nicht entkommen kann (z. B. Folter, Sklaverei, Völkermordkampagnen, lang anhaltende häusliche Gewalt, wiederholter sexueller oder körperlicher Missbrauch in der Kindheit).
2. begleitet von Scham-, Schuld- oder Versagensgefühlen im Zusammenhang mit dem traumatischen Ereignis

## VERLÄNGERTE TRAUERSTÖRUNG

1. z. B. Traurigkeit, Schuldgefühle, Wut, Verleugnung, Schuldzuweisung, Schwierigkeiten, den Tod zu akzeptieren, das Gefühl, einen Teil von sich selbst verloren zu haben, die Unfähigkeit, eine positive Stimmung zu erleben, emotionale Gefühllosigkeit, Schwierigkeiten, sich an sozialen oder anderen Aktivitäten zu beteiligen
2. mindestens 6 Monate

## ANPASSUNGSSTÖRUNG

1. z. B. Scheidung, Krankheit oder Behinderung, sozioökonomische Probleme, Konflikte zu Hause oder am Arbeitsplatz

## REAKTIVE BINDUNGSSTÖRUNG

1. Selbst wenn eine adäquate primäre Betreuungsperson neu hinzukommt, wendet sich das Kind nicht an die primäre Betreuungsperson, um Trost, Unterstützung und Pflege zu erhalten, zeigt nur selten sicherheitssuchende Verhaltensweisen gegenüber einem Erwachsenen und reagiert nicht, wenn Trost angeboten wird.
2. z. B. schwere Vernachlässigung, Misshandlung, institutionelle Deprivation

## STÖRUNG DER SOZIALEN BINDUNG MIT ENTHEMMTEM VERHALTEN

1. Das Kind geht wahllos auf Erwachsene zu, hat keine Scheu, sich zu nähern, geht mit unbekannten Erwachsenen weg und zeigt gegenüber Fremden ein übermäßig vertrautes Verhalten.
2. z. B. schwere Vernachlässigung, institutionelle Deprivation

## DISSOZIATIVE STÖRUNG MIT NEUROLOGISCHEN SYMPTOMEN

1. visuelle Symptome wie Blindheit, Tunnelblick, Diplopie, visuelle Verzerrungen oder Halluzinationen
2. Hörsymptome wie Hörverlust oder Hörhalluzinationen
3. Gefühl des Drehens im Stand (Schwindel) oder Benommenheit
4. Sensorische Symptome, die nicht in anderen spezifischen Kategorien dieser Gruppierung aufgeführt sind, wie Taubheit, Engegefühl, Kribbeln, Brennen, Schmerzen oder andere Symptome im Zusammenhang mit Berührung, Geruch, Geschmack, Gleichgewicht, Propriozeption, Kinästhesie oder Thermorezeption.
5. symptomatische Präsentation von Anfällen oder Krämpfen

6. Schwierigkeiten beim Sprechen (Dysphonie), Verlust der Sprechfähigkeit (Aphonie) oder schwierige oder undeutliche Artikulation der Sprache (Dysarthrie).
7. Schwierigkeit oder Unfähigkeit, Teile des Körpers absichtlich zu bewegen oder Bewegungen zu koordinieren.
8. Symptome, die die Fähigkeit oder die Art des Gehens der Person betreffen, einschließlich Ataxie und der Unfähigkeit, ohne Hilfe zu stehen.
9. Symptome wie Chorea, Myoklonus, Tremor, Dystonie, Gesichtskrampf, Parkinsonismus oder Dyskinesie.
10. Beeinträchtigte kognitive Leistung in den Bereichen Gedächtnis, Sprache oder anderen kognitiven Bereichen.

## DISSOZIATIVE AMNESIE

1. typischerweise an kürzlich stattgefundene traumatische oder belastende Ereignisse
2. Verlust des Gefühls der persönlichen Identität und einer plötzlichen Abwesenheit von zu Hause, von der Arbeit oder von wichtigen Bezugspersonen über einen längeren Zeitraum (Tage oder Wochen). Es kann eine neue Identität angenommen werden.
3. Merkmale einer dissoziativen Amnesie auftreten, ohne dass Symptome einer dissoziativen Fuge vorhanden sind.

## TRANCE-STÖRUNG

1. Wobei der Betroffene eine Einschränkung des Bewusstseins für die unmittelbare Umgebung oder eine ungewöhnlich enge und selektive Fokussierung auf Umweltreize und eine Beschränkung von Bewegungen, Körperhaltungen und Sprache auf die Wiederholung eines kleinen Repertoires erfährt, das als außerhalb der eigenen Kontrolle liegend erlebt wird.

## BESESSENHEITSTRANCE-STÖRUNG

1. mindestens mehrere Tage dauernde

## DISSOZIATIVE IDENTITÄTSSTÖRUNG

1. Jeder Persönlichkeitszustand beinhaltet ein eigenes Muster des Erlebens, der Wahrnehmung, der Vorstellung und der Beziehung zu sich selbst, dem Körper und der Umwelt.

## PARTIELLE DISSOZIATIVE IDENTITÄTSSTÖRUNG

1. Es kann gelegentliche, begrenzte und vorübergehende Episoden geben, in denen ein bestimmter Persönlichkeitszustand die exekutive Kontrolle übernimmt, um umschriebene Verhaltensweisen auszuführen, z. B. als Reaktion auf extreme emotionale Zustände oder während Episoden der Selbstverletzung oder des Wiederauflebens traumatischer Erinnerungen.

## DEPERSONALISATIONS- ODER DEREALISATIONSSTÖRUNG

1. Depersonalisation ist dadurch gekennzeichnet, dass das Selbst als fremd oder unwirklich empfunden wird oder dass der Betroffene sich von seinen Gedanken, Gefühlen, Empfindungen, seinem Körper oder seinen Handlungen losgelöst fühlt oder so tut, als wäre er ein Beobachter von außen. Derealisation ist dadurch gekennzeichnet, dass der Betroffene andere Personen, Objekte oder die Welt als fremd oder unwirklich (z. B. traumhaft, weit entfernt, nebelig, leblos, farblos oder visuell verzerrt) erlebt oder sich von seiner Umgebung losgelöst fühlt. Bei Depersonalisations- oder Derealisationserfahrungen bleibt die Realitätsprüfung intakt.

## KAPITEL 9

1. Fütterstörungen hängen nicht mit dem Körpergewicht und der Körperform zusammen, wie z. B. das Essen von nicht essbaren Substanzen oder das freiwillige Erbrechen von Lebensmitteln. Essstörungen umfassen abnormales Essverhalten und die Beschäftigung mit dem Essen sowie ausgeprägte Bedenken hinsichtlich des Körpergewichts und der Körperform.

## ANOREXIA NERVOSA

1. eingeschränkte Nahrungsaufnahme
2. z. B. selbst herbeigeführtes Erbrechen, Missbrauch von Abführmitteln
3. z. B. exzessive körperliche Betätigung

## BULIMIA NERVOSA

1. z. B. einmal pro Woche oder öfter über einen Zeitraum von mindestens einem Monat

## BINGE-EATING-STÖRUNG (BES)

1. z. B. selbst herbeigeführtes Erbrechen, Missbrauch von Abführmitteln oder Einlaufen, anstrengender Sport

## VERMEIDEND-RESTRIKTIVE ERNÄHRUNGSSTÖRUNG [ARFID]

1. was zu einem signifikanten Gewichtsverlust, klinisch bedeutsamen Ernährungsdefiziten, zur Abhängigkeit von oralen Nahrungsergänzungsmitteln oder Sondennahrung oder zu einer anderweitigen Beeinträchtigung der körperlichen Gesundheit der Person führt
2. z. B. aufgrund der Vermeidung oder des Stresses im Zusammenhang mit der Teilnahme an sozialen Erfahrungen, die mit Essen verbunden sind

## PICA

1. z. B. Ton, Erde, Kreide, Gips, Plastik, Metall und Papier
2. z. B. große Mengen Salz oder Maismehl

## RUMINATIONS- ODER REGURGITATIONSSTÖRUNG

1. mindestens mehrmals pro Woche

## ENKOPRESIS

1. fäkale Verschmutzung mit Retention und Impaktion
2. Widerwillen, Widerstand oder das Versagen, soziale Normen bei der Defäkation einzuhalten

## KAPITEL 11

1. Körperliche Symptome, die der Betroffene als belastend empfindet und denen er übermäßig viel Aufmerksamkeit schenkt.

# KÖRPER-INTEGRITÄTS-IDENTITÄTSSTÖRUNG [BIID]

1. z. B. Amputation einer großen Gliedmaße, Querschnittslähmung, Erblindung

# STÖRUNGEN DURCH SUBSTANZGEBRAUCH

1. synthetisch hergestellte, vielfältige chemische Verbindungen
2. Bestandteile oder Derivate des Schlafmohns Papaver somniferum sowie eine Reihe von synthetischen und halbsynthetischen Verbindungen
3. sog. "Badesalze", synthetische Verbindungen mit stimulierenden Eigenschaften, die mit dem in der Khat-Pflanze enthaltenen Cathinon verwandt sind
4. Bohnen der Kaffeepflanze und Bestandteil von Kaffee, Cola-Getränken, Schokolade sowie einer Reihe von selbst hergestellten "Energydrinks" und Hilfsmitteln zur Gewichtsreduktion
5. halluzinogene Eigenschaften, von denen viele in Pflanzen (z. B. Meskalin) und Pilzen (z. B. Psilocybin) vorkommen oder chemisch synthetisiert werden (z. B. Lysergsäurediethylamid [LSD])
6. Verbindungen, die bei Umgebungstemperatur in der Gas- oder Dampfphase vorliegen, darunter verschiedene organische Lösungsmittel, Klebstoffe, Benzin, Nitrite und Gase wie Distickstoffoxid, Trichlorethan, Butan, Toluol, Fluorkohlenwasserstoffe, Äther und Halothan.
7. Methylendioxymethamphetamin, sog. Ecstasy
8. Methylendioxyamphetamin
9. einschließlich Ketamin und Phencyclidin sowie ihre (vergleichsweise seltenen) chemischen Analoga
10. diese gehören nicht zu den speziell identifizierten Hauptsubstanzklassen, Beispiele sind Khat, anabole Steroide, Kortikosteroide, Antidepressiva, Medikamente mit anticholinergen Eigenschaften (z. B. Benztropin) und einige Antihistaminika.
11. Abführmittel, Wachstumshormone, Erythropoietin und nichtsteroidale entzündungshemmende Medikamente

# STÖRUNG DES SOZIALVERHALTENS MIT OPPOSITIONELLEM, AUFSÄSSIGEM VERHALTEN

1. "gefühllos und emotionslos"

# PERSÖNLICHKEITSSTÖRUNG

1. z. B. Identität, Selbstwert, Genauigkeit der Selbsteinschätzung, Selbststeuerung
2. z. B. die Fähigkeit, enge und für beide Seiten befriedigende Beziehungen aufzubauen und aufrechtzuerhalten sowie die Fähigkeit, die Sichtweise anderer zu verstehen und mit Konflikten in Beziehungen umzugehen

# Literaturverzeichnis

BfArM. (2023). *11. Revision der ICD der WHO (ICD-11).* Abgerufen am 12. Februar 2023 von https://www.bfarm.de/DE/Kodiersysteme/Klassifikationen/ICD/ICD-11/_node.html

Disse, S. (2022). *Psychiatrie & Psychotherapie 03: Psychiatrische Diagnostik.* Rotterdam: Bookmundo.

*ICD-11 für Mortalitäts- und Morbiditätsstatistiken (MMS).* (2023). Abgerufen am 12. Februar 2023 von https://www.bfarm.de/DE/Kodiersysteme/Klassifikationen/ICD/ICD-11/uebersetzung/_node.html

Jäger, M. (2015). *Aktuelle psychiatrische Diagnostik: Ein Leitfaden für das tägliche Arbeiten mit ICD und DSM.* Thieme: Stuttgart.

Jaspers, K. (2012). *Allgemeine Psychopathologie* (8. Ausg.). Berlin: Springer.

WHO. (2023). *ICD-11 Coding Tool.* Abgerufen am 12. Februar 2023 von https://icd.who.int/ct11/icd11_mms/en/release

WHO. (2023). *ICD-11 for Mortality and Morbidity Statistics.* Abgerufen am 12. Februar 2023 von https://icd.who.int/browse11/l-m/en

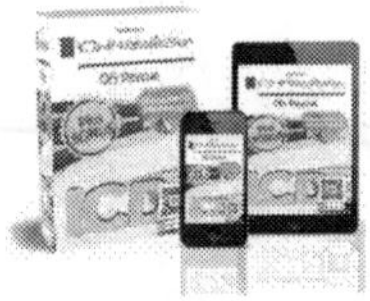

# *Bonusmaterial*

E-LEARNING

## WIR HABEN NOCH ETWAS FÜR SIE!

**Möchten Sie Zugang zum umfangreichen Bonusmaterial?**

Dann können Sie alle Infos auch über den PC/Mac, das Notebook/Netbook, Tablet, das Smartphone, o. ä. abrufen und darin blättern! Zudem können Sie sich die Audios anhören, Videos anschauen, an den begleitenden Webinaren teilnehmen, Fragen an Tutoren stellen und sich die Lerninhalte ausdrucken sowie die einzelnen Fächer in Ordnern nach Lernfeldern abheften. Das wäre doch einfach genial, oder?

So erhalten Sie Zugang zum E-Learning: Scannen Sie einfach den folgenden Code!

*Bei Fragen senden Sie uns gerne eine E-Mail an: info@sybille-disse.de*

Bonusmaterial

Wir freuen uns, wenn Ihnen dieser Service gefällt!

*Herzlichst, Ihre Sybille Disse + Team*

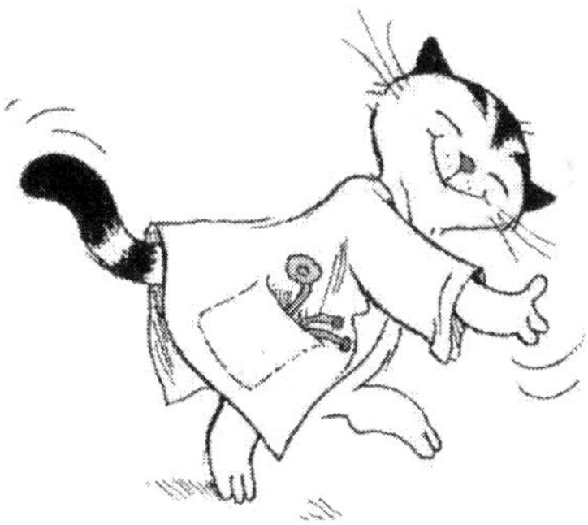

# Über die Autorin

SYBILLE DISSE

Kauffrau im Gesundheitswesen mit Ausbildereignung, seit 1998 als Dozentin im Bereich der Medizinberufe tätig. Ihr Ziel ist es, Auszubildende und Studierende gründlich auf eine Tätigkeit im Gesundheitswesen vorzubereiten. Mit analogen und digitalen Lernmaterialien möchte sie zukünftige Kolleg:innen auf dem Weg zur Prüfung und in eine medizinische Tätigkeit effektiv und praxisnah unterstützen. Auch erfahrene Therapeuten und Angehörige von Gesundheitsberufen werden davon profitieren.

pinterest.com/medizinberuf

youtube.com/medizinberuf

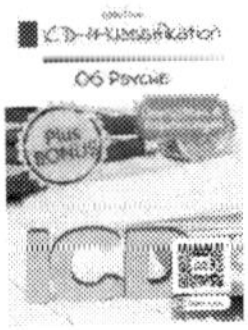

# Bücher von Sybille Disse

## KENNENLERNANGEBOTE

Schnupperkurs für medizinisch Interessierte

Probierskript Gesundheit, Medizin und Psychotherapie

## REIHE «LERNEN»

Band 01: Lernzauber

Band 02: Lernrezepte

Band 03: Lernjournal zur Motivation

Band 04: Prüfungsangst

Band 05: Kreatives Lernen für medizinisch Interessierte

## REIHE «LEBENSKNIFFE»

Band 01: Gutes Leben

## REIHE «ANATOMIE & PHYSIOLOGIE»

Band 01: Blutbildendes System

Band 02: Immunsystem

Band 03: Endokrines System

Band 04: Nervensystem

Band 05: Visuelles System

Band 06: Gehörsystem

Band 07: Kreislaufsystem

Band 08: Atmungssystem

Band 09: Verdauungssystem

Band 10: Integument

Band 11: Muskel-Skelett-System

Band 12: Urogenitalsystem

## REIHE «FÜR MEDIZINBERUFE»

Band 01: Organisation des Körpers

Band 02: Fachausdrücke der Medizin

Band 03: Organisation des Körpers

Band 04: Psychologie

Band 05: Neurologie

Band 06: Laborwerte

Band 07: Berufs- und Gesetzeskunde

Band 08: Histologie

Band 09: Infektiologie

Band 10: Arzneimittel

## REIHE «ICD-11-KLASSIFIKATION»

Band 01: Infektionen

Band 02: Neubildungen

Band 03: Blut und blutbildende Organe

Band 04: Immunsystem

Band 05: Endokrinum, Nutrition, Metabolismus

Band 06: Psychische Störungen, Verhaltensstörungen oder neuronale Entwicklungsstörungen

Band 07: Schlaf-Wach-Störungen

Band 08: Nervensystem

Band 09: Visuelles System

Band 10: Ohr und Warzenfortsatz

Band 11: Kreislauf

Band 12: Atmung

Band 13: Verdauung

Band 14: Haut

Band 15: Muskel-Skelett-System

Band 16: Urogenitalsystem

Band 17: Zustände mit Bezug zur sexuellen Gesundheit

Band 18: Schwangerschaft, Geburt, Wochenbett

Band 19: Perinatalperiode

Band 20: Entwicklungsanomalien

Band 21: Symptome oder klinische Befunde

Band 22: Verletzungen, Vergiftungen, Folgen

Band 23: Ursachen Morbidität oder Mortalität

Band 24: Gesundheitszustand/-wesen

Band 25: Schlüsselnummern

Band 26: Traditionelle Medizin

Band 27: Funktionsfähigkeit

Band 28: Zusatzkodes

## REIHE «GEWUSST-WIE!»

Band 01: Fit für die ICD-11

Band 02: Psychische Gesundheit

Band 03: Kodierwissen

## REIHE «MEDIZINISCHE DIAGNOSTIK»

Band 01: Diagnosekriterien Psyche

Band 02: Diagnosekriterien Körper

## REIHE «PSYCHIATRIE & PSYCHOTHERAPIE»

Band 01: Grundlagenwissen

Band 02: Prüfungswissen

Band 03: Psychiatrische Diagnostik

Band 04: Störungsbilder

Band 05: Therapiekonzepte

Band 06: Prüfungssimulation schriftlich

Band 07: Prüfungssimulation mündlich

Band 08: Therapietools

Band 09: Praxisgründung

Band 10: Praxiskonzept

## REIHE «VERHALTENSTHERAPIE»

Band 01: Grundlagen

Band 02: Diagnostik & Methoden

Band 03: Praxis

## REIHE «PFLEGE & BETREUUNG»

Band 01: Grundlagenwissen

Band 02: Biografiearbeit

Band 03: Kommunikation

## REIHE «LERNSKRIPTE»

Gesundheit & Coaching

Psychotherapie & Psychologische Beratung

Medizin & Naturheilkunde

## REIHE «NATURHEILKUNDE»

Band 01: Antlitzdiagnose

Band 02: Homöopathie

Band 03: Phytotherapie

Band 04: TCM

Band 05: Heilpraktikerprüfung

# *Empfehlungen*

## LERNAPP, ABO & LIZENZ

### LERNAPP

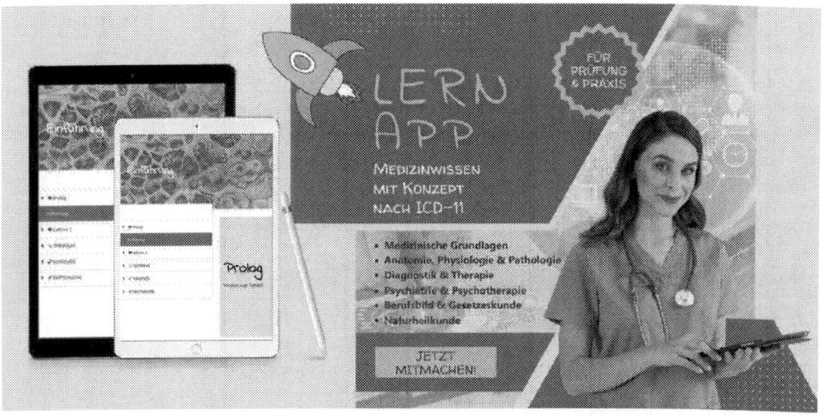


Dieses Buch finden Sie auch als Kurs in unserer LERNAPP «Medizinwissen». Installieren Sie gleich die App und lernen Sie los!

Lernapp bei Google Play

Lernapp im Apple App Store

## LERNABO

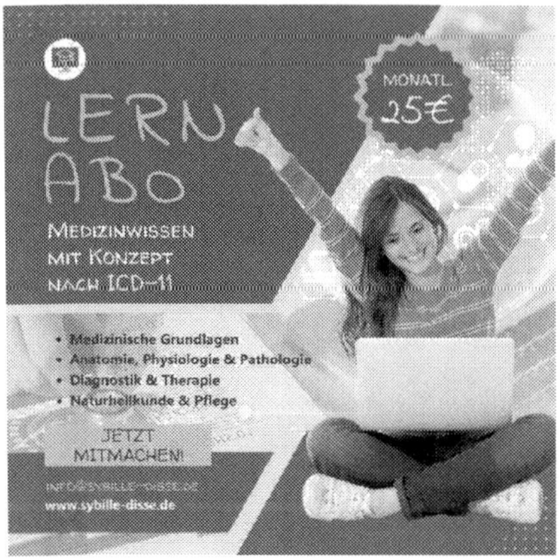


E-Books, E-Paper & ergänzende Materialien sowie Zugang zu Onlinekursen, Webinaren & Events: https://elopage.com/s/sybille-disse/medizinwissen_lernabo

## LERNLIZENZ

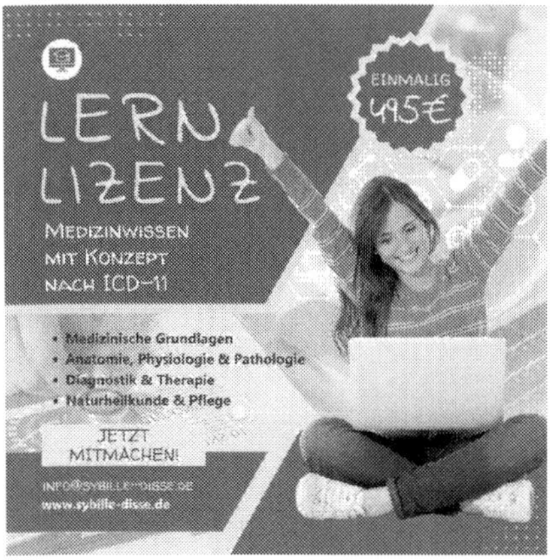


Bestehende sowie in Zukunft erscheinende Lernthemen: https://sage-shop.com/epages/FundiertesMedizinwissenmitKonzept.sf/

2 037

Printed by Amazon Italia Logistica S.r.l.
Torrazza Piemonte (TO), Italy

55720868R00168